普外科疾病诊断与治疗进展

孙继富　主编

汕頭大學出版社

图书在版编目（CIP）数据

普外科疾病诊断与治疗进展 / 孙继富主编. －汕头：
汕头大学出版社，2018.8
　　ISBN 978-7-5658-2925-3

　　Ⅰ．①普… Ⅱ．①孙… Ⅲ．①外科－疾病－诊疗
Ⅳ．①R6

中国版本图书馆CIP数据核字（2018）第205847号

普外科疾病诊断与治疗进展
PUWAIKE JIBING ZHENDUAN YU ZHILIAO JINZHAN

主　　编：孙继富
责任编辑：宋倩倩
责任技编：黄东生
封面设计：蒲文琪
出版发行：汕头大学出版社
　　　　　广东省汕头市大学路243号汕头大学校园内　　邮政编码：515063
电　　话：0754-82904613
印　　刷：廊坊市国彩印刷有限公司
开　　本：880 mm×1230 mm　1/32
印　　张：7
字　　数：205千字
版　　次：2018年8月第1版
印　　次：2019年3月第1次印刷
定　　价：38.00元
ISBN 978-7-5658-2925-3

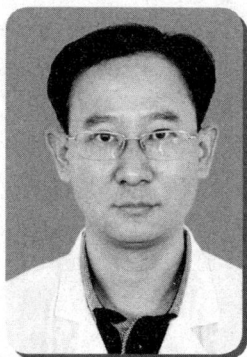

主编简介

孙继富

　　男，2002年毕业于滨州医学院临床专业，分别于2007年和2013年在山东省立医院、山东大学齐鲁医院进修学习。擅长肝胆胰脾、甲状腺、乳腺、胃肠外科，尤其擅长乳腺、甲状腺疾病的中西医结合治疗，如哺乳期乳腺炎、乳腺增生病、乳腺肿块性疾病、甲状腺炎、桥本氏病、甲状腺结节的中医中药治疗、外科手术治疗以及乳腺、甲状腺结节的微创治疗等。

在科学技术日新月异的今天，临床外科学得到了长远的发展。我国的普通外科疾病临床诊疗水平已迅速提升，在某些领域已达到国际标准。尽管如此，国际上普通外科疾病的疾病谱也在不断变化，需要许许多多的普通外科医务工作者不断更新知识，提高专业能力，同时也需要青年医务人员投入到普通外科学的研究行列之中。

本书介绍了普外科常见疾病的诊断与治疗方面的新理论、新技术及新进展，全书内容全面、详略得当、重点突出，具备实用性和使用性，可作为各级医务工作者、医学院校教师和相关科研工作者的专业书籍和指导用书。

普外科疾病的进展和变化非常迅速，涉及疾病种类繁多，由于时间和水平有限，本书贻误之处在所难免，敬请读者批评指正。

孙继富

淄博市中医医院

2018 年 4 月

目录
CONTENTS

第一章 外科感染

第一节 外科软组织感染

一、疖与疖病

（一）概述

疖俗称疗疮，是单个毛囊及其周围组织的急性化脓性感染。病菌以金黄色葡萄球菌为主，偶可见表皮葡萄球菌或其他病菌。感染发生与皮肤不洁、擦伤、环境温度较高或机体抗感染能力较低有关。不同部位同时发生几处疖，或者在一段时间内反复发生疖，称疖病。可能与患者的抗感染能力较低，或者皮肤不洁且常受擦伤有关。疖和疖病属急性化脓性炎症，表现为组织充血、渗出、中性粒细胞聚集等；继而细胞受损、组织破坏，形成脓性物质。因金黄色葡萄球菌产生凝固酶，脓栓形成是此菌感染的一个特征。

（二）临床表现

（1）常发生于易受摩擦和皮脂腺丰富的部位，如头、面、颈、背、腋下、腹股沟及会阴部等。

（2）最初表现为患处红、肿、痛及局部功能受限等症状，范围不超过 2 cm。此后结节顶端出现黄白色脓点，破溃后有少量脓液。区域淋巴结可肿大。

（3）单一疖一般无明显全身症状，但位于颜面危险三角区的疖，在加压或挤碰时，病菌可经内眦静脉、眼静脉进入颅内，并发海绵窦栓塞，引起颅内化脓性感染。疖病常有发热、食欲不振等全身症状。

（三）诊断要点

（1）本病的表现明显，一般容易诊断。

（2）对疖病应行血糖和尿路检查、脓液及血细菌培养及药敏试验。

（四）治疗方案及原则

1.初起红肿阶段

疖以局部治疗为主，可选用热敷、超短波、红外线等理疗。也可敷贴中药金黄散、玉露散或西药鱼石脂软膏。

2.已成脓阶段

见脓头或有波动感时，可用石炭酸点涂脓点或用针头、刀尖将脓栓剔出。禁忌挤压化脓病变。

3.疖病的治疗

除上述处理外，在疖消隐期间，可用中药防风通圣散或三黄丸。有糖尿病者需进行相应的治疗。

二、痈

（一）概述

痈是指邻近的多个毛囊及其周围组织的急性化脓性感染。病菌以金黄色葡萄球菌为主。由于有多个毛囊同时发生感染，痈比疖的炎症范围大，对全身的不良影响较严重。病变可累及深层皮下结缔组织，使其表面皮肤出现血运障碍甚至坏死。

（二）临床表现

（1）一般见于中年以上患者，老年者多见；部分患者有糖尿病史。

（2）好发于皮肤韧厚的项、背部，俗称"对口疮"和"搭背"。

（3）病变早期呈一小片皮肤肿硬、色暗红，其中有几个凸出点或脓点，疼痛常较轻，但有畏寒发热和全身不适。此后中心部位出现多个脓栓，至破溃后呈蜂窝状，不可能自行愈合。

（4）常伴有畏寒、发热、头痛、乏力等全身症状，区域淋巴结肿大、疼痛，可伴急性淋巴结炎、淋巴管炎、静脉炎及蜂窝织炎。

（三）诊断要点

诊断本病一般不难。检查应测血常规和尿常规、脓和血细菌培养及药敏试验。同时应注意患者有无糖尿病、心脑血管病、低蛋白血症等全身性病症。

（四）治疗方案及原则

1.全身治疗

患者适当休息和加强营养。必要时用镇静剂。可选用磺胺甲噁唑、甲氧嘧啶或青霉素、红霉素等抗菌药物。如有糖尿病，应根据病情同时给予胰岛素及控制饮食等治疗。

2.局部治疗

早期可用50％硫酸镁或70％酒精湿敷，或用蒲公英等具有消炎作用的鲜草捣烂外敷，促进炎症消退，减轻疼痛。已有破溃者，因皮下组织感染的蔓延大于皮肤病变区，引流也不通畅，需及时作切开引流，但唇痈不宜采用。手术时机以病灶中央有皮下坏死、软化时为宜，不宜过早或过迟。原则为广泛切开引流，清除坏死组织，尽量保留切口周围皮片。一般用"＋"或"＋＋"字形切开，有时亦可作"│││"形切口。切口长度要超过炎症范围少许，深达深筋膜，尽量剪去所有的坏死组织，伤口内用纱布或碘附纱布填塞止血。以后每日换药，并注意将纱条填入伤口内每个角落，掀起边缘的皮瓣，以利引流。伤口内用生肌膏，可促进肉芽组织生长。待肉芽组织健康时，可考虑植皮，以缩短疗程。

三、丹毒

（一）概述

丹毒是皮肤和黏膜网状淋巴管的急性炎症。其特点是蔓延很快，很少有组织坏死或化脓，全身反应强烈和容易复发。致病菌为 β-溶血性链球菌，好发部位为下肢和面部。

（二）临床表现

（1）起病急，全身症状明显，患者常有头痛、胃寒、发热。

（2）局部出现片状红疹，颜色鲜红，中间较淡，边缘清楚，并略隆起。手指轻压可使红色消退，但松压后红色即很快恢复。

（3）在红肿向四周蔓延时，中央的红色消退、脱屑，颜色转为棕黄。红肿区有时可发生水泡。局部有烧灼样痛。

（4）常合并区域淋巴结肿大、疼痛。

（5）足癣或血丝虫感染可引起下肢丹毒的反复发作，有时可导致淋巴水肿，甚至发展为象皮肿。

（三）诊断要点

诊断本病一般不难。检查应测血常规和血细菌培养及药敏试验。

（四）治疗方案及原则

（1）卧床休息，抬高患处。

（2）局部及周围皮肤用50%硫酸镁热敷，用青敷膏外敷。

（3）全身应用磺胺或青霉素，在全身和局部症状消失后仍继续应用3～5日，以免丹毒再发。

（4）复发性丹毒可用小剂量X线照射，每次0.5～1 Gy，每两周一次，共3～4次。

（5）下肢丹毒伴有足癣者，应积极治疗足癣，以避免丹毒复发。

（6）注意隔离，防止交叉感染。

四、急性蜂窝织炎

（一）概述

急性蜂窝织炎是皮下、筋膜下、肌间隙或深部蜂窝组织的一种急性化脓性感染。其特点是病变不易局限，扩散迅速，与正常组织无明显界限。致病菌主要是溶血性链球菌，其次为金黄色葡萄球菌，亦可为厌氧性细菌。炎症可由皮肤或软组织损伤后感染引起，亦可由局部化脓性感染灶直接扩散或经淋巴、血流传播而发生。溶血性链球菌引起的急性蜂窝织炎，由于链激酶和透明质酸酶的作用，病变扩张迅速，可引起广泛的组织坏死，有时引起脓毒症。由葡萄球菌引起的蜂窝织炎，由于凝固酶的作用则比较容易局限为脓肿。

（二）临床表现

常因致病菌的种类、毒性和发病的部位、深浅而有不同的临床表现。

（1）表浅的急性蜂窝织炎，局部明显红肿、剧痛，并向四周迅速扩大，病变区与正常皮肤无明显分界。病变中央部分常因缺血发生坏死。如果病变部位组织松弛，如面部、腹壁等处，则疼痛轻。

（2）深在的急性蜂窝织炎，局部红肿多不明显，常只有局部水肿和深部压痛，但病情严重，全身症状剧烈，有高热、寒战、头痛、全身无力、白细胞计数增加等。

（3）口底、颌下和颈部急性蜂窝织炎，可发生喉头水肿和压迫气管，引起呼吸困难、甚至窒息；炎症有时还可蔓延到纵隔。

（4）由厌氧性链球菌、拟杆菌和多种肠道杆菌所致的蜂窝织炎，可发生在被肠道或泌尿道内容物污染的会阴部、腹部伤口，局部可检出捻发音，又称捻发音性蜂窝织炎，蜂窝组织和筋膜有坏死，且伴有进行性皮肤坏死，脓液恶臭，全身症状严重。

（三）诊断要点

诊断本病一般不难。检查应测血常规和尿常规、脓和血细菌培养及药敏试验。

（四）治疗方案及原则

（1）休息，局部用热敷、中药外敷或理疗（超短波治疗）。

（2）适当加强营养。必要时给止痛退热药物。应用磺胺药或抗菌药物。

（3）如经上述处理仍不能控制其扩散者，应作广泛的多处切开引流。

（4）口底及颌下急性蜂窝织炎，经短期积极的抗感染治疗无效时，即应及早切开减压，以防喉头水肿、压迫气管而窒息死亡；手术中有时会发生喉头痉挛，应提高警惕，并做好急救的准备。

五、脓肿

（一）概述

急性感染使组织或器官内病变组织坏死、液化，形成局部脓液积聚，并有一完整脓壁时，称为脓肿。致病菌多为金黄色葡萄球菌。脓肿常继发于各种化脓性感染，如急性蜂窝织炎、急性淋巴结炎、疖等；也可发生在局部血肿或异物存留处。此外，还可从远处感染灶经血流转移而形成脓肿。

（二）临床表现

浅表脓肿，局部隆起，有红、肿、痛、热的典型症状，与正常组织分界清楚，压之剧痛，有波动感。深部脓肿，局部红肿多不明显，一般无波动感。但有局部疼痛和压痛，并在疼痛区的某一部位出现凹陷性水肿。患处常有运动障碍。在压痛或波动明显处穿刺抽出脓液，即可确诊。

（三）诊断要点

（1）小而浅表的脓肿，多不引起全身反应；大的或深部脓肿，则由于局部炎症反应和毒素吸收，常有较明显的全身症状，如发热头痛、食欲不振和白细胞增加。

（2）结核杆菌引起的脓肿，病程长，发展慢，局部无红、痛、热等急性炎症表现，故称为寒性脓肿。常继发于骨关节结核、脊柱结核。

（3）位于腘窝、腹股沟区的脓肿，应与此处的动脉瘤相鉴别。动脉瘤所形成的肿块无上述急性炎症表现，肿块有搏动，听诊有杂音，阻断近侧动脉，搏动和杂音即消失。此外，新生儿的脑脊膜膨出，可根据其位于背腰部中线，加压时能缩小，穿刺可抽得脑脊液，以及 X 线摄片发现有脊柱裂等特点，与脓肿鉴别。

（四）治疗方案及原则

（1）脓肿尚未形成时的治疗与疖、痈相同。

（2）如脓肿已有波动且穿刺抽得脓液，即应作切开引流术，以免组织继续破坏，毒素吸收，引起更严重的后果。

（3）巨大脓肿引流时，需酌情予以补液并应用抗菌药物。

六、急性淋巴管炎和急性淋巴结炎

（一）概述

致病菌从损伤破裂的皮肤或黏膜侵入，或从其他感染性病灶如疖、足癣等侵入，经组织的淋巴间隙进入淋巴管内，引起淋巴管及其周围的急性炎症，称为急性淋巴管炎。致病菌常为金黄色葡萄球菌和溶血性链球菌。淋巴管炎往往累及所属淋巴结，引起急性淋巴结炎。如上肢、乳腺、胸壁、背部和脐以上腹壁感染引起的腋部淋巴结炎；下肢、脐以下腹壁、会阴和臀部感染，可以发生腹股沟部淋巴结炎；头、面、口腔、颈部和肩部感染，引起颌下及颈部淋巴结炎。

（二）临床表现

（1）急性淋巴管炎分为网状淋巴管炎和管状淋巴管炎。丹毒即为网状淋巴管炎。管状淋巴管炎常见于四肢，而以下肢为多，常并存手足癣感染。

（2）管状淋巴管炎可分为深、浅两种。浅层淋巴管受累，常常出现一条或多条"红线"，硬而有压痛。深层淋巴管受累，不出现红线，但患肢出现肿胀，有压痛。两种淋巴管炎都可以产生全身不适、畏寒、发热、头痛、乏力和食欲不振等症状。

（3）急性淋巴管炎，轻者仅有局部淋巴结肿大和略有压痛，常能自愈。较重者局部有红、肿、痛、热，并伴有全身症状。通过及时治疗，红肿即能消退，但有时由于瘢痕和组织增生，已肿大的淋巴结在愈合后仍可扪及；炎症扩展至淋巴结周围，几个淋巴结即可粘连成团；也可发展成脓肿。此时，疼痛加剧，局部皮肤变暗红、水肿、压痛明显。

（三）诊断要点

诊断本病一般不难。

（四）治疗方案及原则

主要是对原发病灶进行处理，应用抗菌药物、休息和抬高患肢，均有利于感染的控制。急性淋巴结炎已形成脓肿时，应作切开引流。

七、坏死性筋膜炎

（一）概述

坏死性筋膜炎主要侵犯筋膜，但不侵及肌肉，故称坏死性筋膜炎，是临床上偶见的一种严重的外科感染，常是多种细菌的混合感染。致病菌中需氧菌包括化脓性链球菌、金黄色葡萄球菌和大肠杆菌，厌氧菌以消化链球菌和类杆菌为主，但很少是单纯厌氧杆菌。研究表明，坏死性筋膜炎常是需氧菌和厌氧菌的协同作用，需氧菌先消耗感染组织中的氧气，降低组织的氧化还原电位差，细菌产生的酶使过氧化氢分解，从而有利于厌氧菌的滋生和繁殖。

（二）临床表现

（1）多种病原菌（如链球菌、金黄色葡萄球菌等）引起的筋膜侵袭性感染。

（2）病史特点：①可有头颈、面部、肠道及会阴部外伤、手术感染史。②接受化学治疗的恶性肿瘤患者。③接受免疫治疗的患者。④合并糖尿病或动脉硬化的老年人。

（3）局部病变发展迅速，以皮下小动脉栓塞为特征，继发大片组织缺血坏死、皮肤坏疽及厌氧菌感染，但不累及肌肉。

（4）病变周围常有广泛的潜行皮缘，皮肤苍白，有水疱和血栓形成，发生混合感染时皮下可有气体和恶臭脓液。

（5）脓液及渗出物培养结果提示需氧菌或厌氧菌或多种细菌。

（6）可有明显的全身毒血症，有时迅速引起脓毒性休克。

（三）诊断要点

本病临床上较为多见，临床医生对此病如无充分认识较易误诊。坏死性筋膜炎开始时虽表现为蜂窝织炎样症状和体征，但其特点是病变发展迅速，病情严重，有典型的毒血症表现，皮肤可出现血性水疱。本病需与气性坏疽鉴别。气性坏疽是由产气荚膜杆菌引起的肌坏死，而坏死性筋膜炎则是厌氧菌和兼性菌混合感染引起的筋膜坏死，病变局限于筋膜和筋膜以上，不涉及肌肉。两者伤口内均有气体产生，诊断容易混淆，不能根据组织有无气体来做鉴别，必须探查伤口并作脓液细菌学检查，才能确诊。

（四）治疗方案及原则

（1）早期手术切除坏死的筋膜，充分敞开引流，术中用过氧化氢、高锰酸钾或替硝唑水溶液冲洗。常需多次手术清创。

（2）应用抗生素治疗，理想的是选用对厌氧菌和需氧菌均有效的药物，并根据临床效果或细胞学检查结果进行调整。

（3）全身支持治疗。

（4）高压氧治疗有效。

第二节　外科特异性感染

一、破伤风

（一）概述

破伤风是外科急性特异性感染中较为严重而危及生命的急症之一。破伤风是由破伤风杆菌引起的一种急性特异性感染，细菌经破损的皮肤或黏膜侵入伤口内生长繁殖，产生大量的外毒素，即引起组织坏死的痉挛毒素和损害心肌的溶血毒素。

破伤风杆菌广泛存在于泥土和粪便之中，是一种革兰阳性染色的厌氧性芽孢杆菌。深部伤口引流不畅、组织坏死、局部缺氧、缺血均有利于细菌繁殖。临床上一般发生在损伤后，如战伤或其他创伤，锈蚀铁钉、腐木刺伤，烧伤后，也可见于产后感染、新生儿脐带残端感染、虫蛇咬伤等。

（二）临床表现

1.前驱症状

前驱症状有乏力、头晕、头痛、咀嚼无力、反射亢进、烦躁不安、咀嚼肌和颈部肌肉酸胀。一般持续1～2天。此时往往不易引起注意。

2.典型临床症状

典型临床症状表现为阵发性全身肌肉持续收缩、张口困难、牙关紧闭、苦笑面容、颈项强直、角弓反张、呼吸急促、流口水、嘴吐白沫、磨牙、大汗淋漓，严重者可出现骨折和窒息死亡。

（三）诊断要点

1.病史和临床症状

详细询问有无外伤史和手术史，受伤时间，场所，受伤后的处理情况，发病时间，病情发展过程，有无破伤风预防接种史，对女性患者应询问分娩或流产史，如新生儿应询问分娩史及脐带处理情况等。

2.临床表现

注意有无牙关紧闭、阵发性全身肌肉抽搐、苦笑、角弓反张、颈项强直，特别是呼吸道是否通畅，有无喉头痉挛，有无肺炎、肺不张等。

3.检查受伤部位、创口情况

创口周围肌肉有无痉挛、抽搐，创口是否有渗出物或脱落组织块、异物，应行细菌学检查（包括涂片及厌氧菌培养和病理学检查）。是否有早期呼吸性酸中毒，后期可合并代谢性酸中毒、心动过速、循环障碍及休克。

（四）治疗方案及原则

1.一般处理

（1）患者严格执行接触隔离，保持室内安静，避声、避强光等。

（2）备气管切开包，单人护理，密切观察病情并记录。

（3）营养支持，维持水、电解质及酸碱平衡。根据病情可进流食、鼻饲和全肠外营养支持等。

2.创口处理

（1）外伤后破伤风：创口处理应在应用抗毒素及使用有效镇静药物后痉挛得到控制的情况下进行彻底清创，清除所有坏死组织和异物，创面开放引流，并用3%过氧化氢溶液或1∶1 000高锰酸钾溶液冲洗。伤口周围可用5 000 U破伤风抗毒血清封闭。

（2）产道后破伤风：清除宫内异物，保持引流通畅。可采用

1 ：5 000高锰酸钾溶液阴道内冲洗。

（3）耳源性破伤风：用3％过氧化氢溶液滴耳，同时可滴入氯霉素或林可霉素眼药水。

（4）新生儿破伤风：用3％过氧化氢溶液或 1 ：5 000 高锰酸钾溶液洗涤脐部，保持脐部清洁、干燥。

3.中和毒素

破伤风抗毒素，首剂用 2 万～5 万 U，加入 5％葡萄糖溶液500 mL内滴注，以后每日 1 万～2 万 U 肌注或静滴，共 3～5 天，直至症状好转。新生儿破伤风用 2 万 U 静滴。也可用成人破伤风免疫球蛋白一次性肌注 3 000～6 000 U，可用以代替破伤风抗毒素。

4.控制和解除痉挛

（1）病情较轻者，成人给安定 10 mg，静脉注射，每日 3 次，痉挛控制后改口服，每次 2.5～5 mg，每日 3 次，连续 3～4 天。水合氯醛 10～15 mL 口服或 20～40 mL 直肠内灌注，每日 3 次。

（2）病情重者可给予氯丙嗪、异丙嗪各 50～100 mg，哌替啶50～100 mg加入 5％葡萄糖溶液500～1 000 mL中，静脉缓慢滴注2～3 天，亦可采用冬眠疗法，要有专人监护。

（3）严重抽搐不能控制者。可用硫喷妥钠加入 25％葡萄糖溶液 20 mL 中，静脉注射，要警惕喉头痉挛，在已行气管切开的患者中使用较安全。也可用 0.1％普鲁卡因 500～1 000 mL 静脉封闭，但用药过程中注意血压下降，以便及时处理，或用异戊巴比妥0.1～0.2 g加入 25％葡萄糖溶液内缓慢静推，一旦抽搐缓解，应即刻停止注入。

5.营养支持

对严重不能进食者可采用全胃肠外营养（TPN），对能经口进食者给予高热量、多蛋白、维生素含量高的流质膳食。

6.并发症的防治

（1）预防感染：青霉素一般常用 80 万～100 万 U 肌注，每 4～6h 1 次，甲硝唑或替硝唑也有较好效果，静注或口服，每日

3 次，连续应用 5～7 天。

（2）气管切开：对频繁抽搐的危重患者，或有喉头痉挛、呼吸道分泌物排出困难以及不能进食者，均可进行气管切开，一旦气管切开，应设专人护理。

（3）保持口腔和呼吸道通畅：应给予雾化吸入，每日 4～6 次，协助患者翻身拍背咳痰，必要时用吸引器吸出呼吸道分泌物。

二、气性坏疽

（一）概述

气性坏疽是由梭状芽孢杆菌引起的一种可危及生命的急性特异性感染。通常芽孢菌引起的感染可分为芽孢菌性蜂窝组织炎和芽孢菌性肌坏死两类，后者称为气性坏疽。气性坏疽是一种发病迅速且严重的急性感染，肌肉广泛坏死，可有气体或无气体产生，伴严重的毒血症。通常发生于开放性骨折、深层肌肉广泛性挫裂伤、伤口内有死腔和异物存留或伴有血管损伤以致局部组织血液供应不良的伤病员中，偶尔也可发生于择期手术，尤其是下肢、结肠和胆囊手术后。

梭状芽孢杆菌广泛存在于泥土和粪便中，为革兰阳性染色厌氧菌。通常经伤口进入受伤组织，在厌氧环境中生长繁殖，并释放 α 毒素（磷脂酰胆碱类外毒素）破坏细胞膜，引起溶血、肾坏死、肺脑出血、血压下降以至循环衰竭。释放胶原酶、透明质酸酶和纤溶酶，引起组织液化。蛋白质和糖类分解产生大量气体，造成组织肿胀、缺血、坏死，病变扩散，病情恶化。

（二）临床表现

气性坏疽的潜伏期一般为 1～4 天，但也可短至 6h，长至 3～6 个月，多数在伤后 3 天发病。

1.局部情况

伤口局部明显肿胀，疼痛剧烈，有胀裂感，一般止痛剂无效。伤口周围皮肤水肿、苍白、紧张发亮，稍后转为紫红或紫黑色，并出现大小不等的水疱。伤口内肌肉呈暗红色或土灰色，无弹性，切割时不出血，无收缩反应。挤压患部有稀薄、恶臭和浆液性血性分泌物溢出，并可见气泡逸出。轻触伤口周围皮肤有捻发音。

2.全身表现

其主要是由外毒素引起的严重毒血症。患者极度虚弱，表情淡漠，烦躁不安并有恐惧感；但神志清醒，也可发生谵妄；面色苍白，出冷汗，脉率 $100\sim120$ 次/分，且增快的程度与体温不成比例。突发高热，可高达 $40℃$ 以上，呼吸急促，贫血明显。晚期也可有黄疸出现和血压下降，严重者可发生多脏器功能衰竭。

3.实验室检查

红细胞计数可迅速降至 $(1.0\sim2.0)\times10^{12}/L$，血红蛋白降至 $30\%\sim40\%$，伤口渗液涂片可见大量革兰阳性粗大杆菌，但白细胞很少。伤口内分泌物厌氧菌培养可见梭状芽孢杆菌。病理活检可见肌肉纤维大量坏死，结构紊乱，大量芽孢杆菌存在和少量白细胞浸润。

（三）诊断要点

（1）开放性创伤史，如大血管损伤、大块肌肉坏死、开放性骨折、深部穿入伤及有异物存留的盲管伤等，一般潜伏期为1~4天。

（2）发病急、病情恶化快，创伤初期感染伤口部位有胀裂样疼痛，局部迅速肿胀，伤口有血性混浊液体，带有气泡且有恶臭味。伤口局部皮肤水肿、苍白，继而变成暗红，最后呈紫黑色，皮下有捻发音，局部肌肉组织广泛坏死。

（3）全身中毒症状明显，突发高热至 $40℃$ 以上，呼吸、脉搏持续加快，烦躁不安，严重贫血，甚至出现黄疸和意识障碍。

（4）局部 X 线检查可见肌群之间有积气。

（5）伤口内分泌物厌氧菌培养可见梭状芽孢杆菌，病理活检可见肌肉纤维坏死，结构紊乱，大量芽孢杆菌存在和少量白细胞浸润。

（6）红细胞计数迅速下降 $(1.0\sim2.0)\times10^{12}/L$，血红蛋白降至 $30\%\sim40\%$，白细胞计数一般不超过 $(12\sim15)\times10^9/L$。

（四）治疗方案及原则

1.首先立即给予抗生素治疗

大剂量青霉素 1 000 万 U/d，分 3～4 次静滴，甲硝唑 0.5 g 每日两次静滴，或选用氯霉素、克林霉素和第三、四代头孢菌素。

2.紧急手术

（1）诊断明确后应立即进行急诊手术，手术过程中不可用止血带。

（2）扩大创口，进行广泛、多处纵行切开清除一切异物，如碎骨片等，切除所在无活力的肌肉、筋膜和脂肪组织，直至流出鲜血为止，切口应敞开用 3％过氧化氢溶液湿敷或持续滴注冲洗。

（3）截肢：如已确定肢体各层组织坏死受累或合并粉碎性骨折和大血管损伤的重症患者可考虑进行截肢，截肢部位应在高于肿胀界限以上的健康组织内进行。残端只做止血，不做缝合，用过氧化氢溶液湿敷。肢体固定并抬高患肢。

（4）高压氧治疗：提高组织间的含氧量，造成不适合细菌生长繁殖的环境，可提高治愈率，减轻伤残率。

（5）全身营养支持治疗：在能进食的情况下给予高能量、高蛋白质饮食。在病情危重、进食困难时可行胃肠外全身营养支持，同时可以少量多次输注新鲜血、血浆、白蛋白等。

第三节　手部急性化脓性感染

一、甲沟炎

（一）诊断依据

（1）常有刺伤或逆剥损伤史。

（2）指（趾）甲一侧或两侧近端红肿，疼痛剧烈继而出现脓点。感染蔓延至甲床，局部脓肿可使指（趾）甲浮起、脱落，如不及时处理或处理不当，可成为慢性甲沟炎或慢性指骨骨髓炎。

（3）重者可有全身感染性症状。

（二）治疗方法

（1）早期热敷、理疗、抬高患肢，局部外敷鱼石脂软膏或三黄散。

（2）应用抗生素。

（3）手术切开引流。一侧甲沟化脓时，应行纵向切开。感染已累及指甲基底部时，可在两侧甲沟行纵形切口，切除指甲根部，放置引流。如甲床下积脓，应做拔甲术。

（三）治愈好转标准

局部及全身症状消失，创面愈合。

二、脓性指头炎

（一）诊断依据

（1）指头多有损伤史。

（2）手指末节掌面肿胀，外观呈"蛇头状"，伴剧烈跳痛，手下垂时加重；指掌侧红肿，发硬及压痛，局部波动感不明显。重者X线可显示末节指骨坏死。

（3）可伴有发热、头痛、厌食等全身症状。

（二）治疗方法

（1）早期肿胀不明显时可热敷、理疗、抬高患肢，手指制动。局部外敷鱼石脂软膏或三黄散。

（2）应用抗生素。

（3）手术切口引流。当指头跳痛明显、张力增加时，应切口引流，切开时在患指一侧做纵形切口，如脓腔过大，可做对口引流。

（三）治愈好转标准

局部和全身症状消失，创面愈合。

三、急性化脓性腱鞘炎

（一）诊断依据

（1）常有手部损伤或感染史。

（2）患部明显肿胀，剧烈疼痛，夜不能眠，沿腱鞘压痛明显。

（3）患指呈半屈曲状，被动伸直疼痛加剧。

（4）发热、寒战、头痛、食欲缺乏等全身症状明显。

（二）治疗方法

（1）早期肿胀不明显时可热敷、理疗、抬高患肢，手指制动。局部外敷鱼石脂软膏或三黄散。

（2）全身应用抗生素。

（3）手术切口引流。上述治疗无好转，应早期切开引流。

（三）治愈好转标准

全身及局部症状消失，创面愈合，患指功能无障碍。

四、手掌筋膜间隙感染

（一）诊断依据

（1）常有手部损伤和手指化脓性腱鞘炎病史。

（2）掌中间隙感染：手掌肿胀，掌心凹消失，或稍隆起，剧烈疼痛，压痛明显。尺侧三指呈屈曲状，被动伸直疼痛加剧。手背皮肤亦明显发红、肿胀、皮肤紧张。

（3）鱼际间隙感染：鱼际部肿胀、隆起，压痛明显，拇指呈外展状，对掌及内收受限，食指半屈曲状，被动伸直疼痛加剧。

（4）发热、头痛、脉率快和白细胞增高等全身感染性症状明显，严重者可发生脓毒血症。

（二）治疗方法

（1）早期肿胀不明显时可热敷、理疗、抬高患肢。局部外敷鱼石脂软膏或三黄散。全身应用抗生素。

（2）如短期内无好转，应及早切开引流。

（三）治愈标准

局部及全身症状消失，创面愈合。

第四节 全身化脓性感染

当前，全身性外科感染是指脓毒症和菌血症。脓毒症是有全身性炎症反应表现，如体温、循环、呼吸等明显改变的外科感染的统称。菌血症是脓毒症中的一种，即血培养检出病原菌、有明显感染症状者。

一、诊断

（一）临床表现

骤起寒战，继以高热可达 40～41 ℃，或低温，起病急、病情重，发展迅速；头痛、头晕、恶心、呕吐、腹胀，面色苍白或潮红、出冷汗，神志淡漠或烦躁、谵妄和昏迷；心跳加快、脉搏细速，呼吸急促或困难；肝脾可肿大，严重者出现黄疸或皮下出血淤斑等。

（二）实验室检查

白细胞计数明显增高，一般常可达（20～30）×10^9/L 以上，或降低、左移、幼稚型增多，出现毒性颗粒；可有不同程度的酸中毒、氮质血症、溶血、尿中出现蛋白、血细胞、酮体等，代谢失衡和肝、肾受损征象；寒战发热时抽血进行细菌培养，较易发现细菌。

二、治疗原则

应用综合性治疗，包括处理原发感染灶、抑制和杀灭致病菌和全身支持疗法。

（一）原发感染灶的处理

清除坏死组织和异物、消灭死腔、脓肿引流等；解除病因，如血流障碍、梗阻等因素；注意潜在的感染源和感染途径，拔除静脉导管等。

（二）抗菌药物的应用

可先根据原发感染灶的性质及早联合应用估计有效的两种抗生

素，再根据细菌培养及抗生素敏感试验结果，选用敏感抗菌药物；对真菌性脓毒症，应尽量停用广谱抗生素，使用有效的窄谱抗生素，并全身应用抗真菌药物。抗菌药物应足量、足够疗程，一般在体温下降、临床表现好转和局部病灶控制1～2周后停药。

（三）支持疗法

补充血容量、输注新鲜血、纠正低蛋白血症、补充维生素等。

（四）对症治疗

如控制高热、纠正电解质紊乱和维持酸碱平衡等；对心、肺、肝、肾等重要脏器受累，以及原有的合并症给予相应处理。

（五）其他疗法

冬眠疗法可用于病情严重者，但对伴有心血管疾病、血容量不足或呼吸功能不足者应慎用或不用；对危重患者早期应用肾上腺皮质激素有一定效果，应在短期内大剂量冲击用药，并和抗菌药物同时应用。

第二章 止血与输血

第一节 外科止血

一、止血过程

止血是指出血（血液从受损血管中流出）得到控制，是一种生理过程，共有 4 个步骤参与：血管反应、血小板激活、凝血机制和纤溶系统。

（一）血管反应

血管反应又称血管收缩，是血管受伤后止血过程的第一步反应，血管收缩的主要因素是平滑肌收缩。

（二）血小板激活

血管收缩后，紧接着是血小板在破损的血管内皮下露出的胶原组织表面黏附、聚集，形成血小板血栓。从损伤开始到血小板血栓（白色血栓）形成可不依赖凝血系统，血友病患者可产生正常的白色血栓。

1.黏附

（1）血小板主要黏附于暴露出来的内皮下胶原，这一过程需要 von Willebrand 因子参与。这是一种血小板因子，由内皮细胞产生，与凝血过程中的 VIII 因子有关。

（2）同时，血小板脱颗粒，释出二磷酸腺苷（ADP），后者使血小板疏松聚集。

2.聚集

（1）血小板磷脂释出花生四烯酸，后者经环氧酶作用变成不稳定的环内过氧前列腺素 G_2（PGG_2）和前列腺素 H_2（PGH_2）。

（2）血栓素合成酶使 PGH_2 变成血栓素 A_2，后者使 ADP 进一步释放，增加血小板聚集。

（3）阿司匹林抑制环氧酶，使 PGG_2 和 PGH_2 形成减少，阻碍血小板聚集及血小板止血栓的形成，这种作用在血小板终生持续存在（血小板寿命 $7\sim10d$）。

3.血小板止血栓

聚集的血小板与凝血酶和纤维蛋白相互作用，融合形成止血栓。

（三）凝血机制

凝血机制是指凝血酶原变成凝血酶最终形成纤维蛋白凝块的过程，其中包括内源性和外源性两个凝血系统。

1.内源性凝血系统

只有正常血液成分参与。

（1）因子Ⅻ（hageman 因子）与受损血管接触后，被激活形成Ⅻa。

（2）因子Ⅻa（经血管舒缓肽原和高分子激肽原的放大作用）使因子Ⅺ激活形成Ⅺa。

（3）因子Ⅺa 在钙的参与下使因子Ⅸ激活，Ⅸa 与钙和因子Ⅷ、血小板因子 3 共同激活因子Ⅹ形成Ⅹa。

（4）因子Ⅹa 与因子Ⅴ一起使凝血酶原（因子Ⅱ）变成凝血酶。

（5）凝血酶去除纤维蛋白原上的一段短肽后形成纤维蛋白单体，纤维蛋白单体经因子Ⅷa（由凝血酶激活）作用交联形成稳定的血块。

2.外源性凝血系统

需要组织磷脂（即组织凝血致活酶）参与。

（1）因子Ⅶ与钙和凝血致活酶（又称因子Ⅲ）形成复合物激活因子Ⅹ。在血小板黏附早期释出的血小板因子 3 与Ⅸa-Ⅷa-钙复合物共同作用激活因子Ⅹ。

（2）其后步骤如上所述。因子Ⅻ、Ⅺ、Ⅸ和Ⅷ未参与外源性凝血过程。

（3）除因子Ⅷ（由内皮细胞合成）、钙、凝血致活酶和血小板因子外，其余凝血因子均由肝合成。

（四）纤溶系统

血管有一种机制使凝血过程处于平衡状态，防止血栓无限扩展，保持循环血于液态。

（1）纤溶酶原是一种无活性的蛋白，在纤溶酶原激活物的作用下变成有活性的纤溶酶。

（2）血管内皮的破损启动血小板黏附和凝血级联，同时血管内皮也是纤溶酶激活物的主要来源。

（3）纤溶酶使纤维蛋白、纤维蛋白原、因子Ⅴ和Ⅷ降解。

（4）内环境稳定功能：纤溶酶原进入增长的血栓中，血栓的功能一旦完成即被清除。

二、止血功能的术前估计

（一）询问病史

尤其是就医史、家族史和用药史对于了解有无潜在的出血危险极为重要，问诊要直截了当，以便获取所要之信息。

1.个人就医史

询问以往外伤或手术后有无出血史，如包皮环切、扁桃体切除和拔牙等，对妇女应询问有无月经过多和分娩出血情况。血小板病的患者的特点是皮肤黏膜出血，表现为皮肤瘀斑、发绀、鼻出血或月经过多以及轻微外伤后出血不止。缓慢增大的软组织血肿或关节腔积血是一种或多种凝血因子异常的典型表现。

2.家族史

许多凝血障碍都有遗传性，对亲属中有自发出血或术后出血史者应详查。

3.用药史

阿司匹林、非甾体类抗炎药、奎尼丁、西咪替丁、镇静剂以及某些抗生素均可影响血小板的产生并影响其功能。还应询问患者是否服了非处方药物，因为许多药物制剂中都含阿司匹林。

4.既往史

有无肝脏疾病或肾脏疾病,有无恶性疾病或营养不良。静脉血栓的个人史或家族史,尤其是年龄小于 50 岁的静脉血栓史,预示围手术期血栓栓塞的风险增加。

(二)全面体格检查

在估计出血风险方面,体格检查不如病史重要,因为大多数轻中度出血性疾病的患者无阳性体征。

(1)皮肤、口腔黏膜和关节有无隐匿出血体征:瘀点、瘀斑、紫癜。

(2)巨脾内可聚集血小板,使血小板减少。

(3)黄疸、腹水、蜘蛛痣、肝肿大或肝缩小均提示肝功能不佳,因为大多数凝血因子都是由肝脏制造的,肝脏疾病可导致凝血缺陷(即凝血障碍)。

(三)实验室检查

1.外周血涂片

观察红细胞和白细胞形态,大致了解血小板数。每个油镜视野下正常血小板数为 15~30 个,低于 5 个为异常。

2.血小板计数

正常值为(100~400)$\times 10^9$/L。低于 100×10^9/L 为血小板减少,但血小板在 50×10^9/L 时一般仍能满足外科止血。当血小板低于 20×10^9/L 时可发生自发性出血。注意:当血小板数量低于 40×10^9/L 时,自动分析法所测得的血小板数量常不够精确,此时最好采用人工计数法。

3.出血时间(BT)

正常值上限为 5 min。标准试验方法有多种,如 Duke 法和 Ivy 法。各种方法都要求操作熟练,结果可重复,才有参考意义。出血时间正常提示血小板数正常、功能正常、血管壁对损伤的反应正常。出血时间延长的原因有血小板减少、血小板功能差(可以是内源性的,也可以由阿司匹林等药物引起)以及血管壁异常。

4.凝血试验

（1）凝血酶原时间（PT）综合反映外源性凝血系统，包括因子Ⅶ、X和V、凝血酶原和纤维蛋白原，常用于监测口服华法令的抗凝作用。各实验室 PT 的正常对照值不一，因此出现了国际标准化率（INR）。INR 可统一多个实验室的数据用于一个患者的抗凝治疗，不同的研究结果也可相互比较。大多数患者 INR 在2.0～2.5 已充分抗凝。

（2）部分凝血激酶时间（PTT）反映内源性凝血系统，即除了因子Ⅶ外的所有凝血因子，正常值小于45s。常用于监测肝素的治疗效果。

（3）逐个检测凝血因子。

5.凝血酶时间（TT）

TT 是在外源性凝血酶参与下测定纤维蛋白原向纤维蛋白的转化率，常用于评估 DIC 及慢性肝脏疾病。

TT 延长的原因：①低纤维蛋白原血症（<1 g/L 血浆）。②纤维蛋白异常。③纤维蛋白降解产物存在。④肝素存在。

6.纤维蛋白溶解试验

纤维蛋白降解产物（FDP）是纤维蛋白或纤维蛋白原经纤溶酶作用后释出的蛋白碎片，可用免疫法测定。正常值为 0～100 mg/L 血浆。DIC 和其他纤溶状态时纤维蛋白降解产物增多。在肝脏疾病、肾脏疾患、血栓栓塞性疾患及妊娠时可见假阳性结果(>10 g/L)。

（四）实验室检查的术前选用

（1）病史中有无出血对诊断很有帮助。

（2）对以往手术无出血史的患者，可检查血小板数、PT、PTT。

（3）根据病史和前述 3 项检查进一步考虑是否做其他检查：出血时间（延长提示血小板凝集障碍，血小板计数不能反映血小板功能），TT（用于诊断 DIC 和慢性肝病）。

（五）手术患者出血危险性评估

Rapaport 根据患者的病史和拟行的手术将患者出血危险性分为 4 级。其术前试验如下：

第 1 级：病史阴性，手术比较小（如乳腺活检或疝修补术），不建议做筛选试验。

第 2 级：病史阴性，计划为大手术，但估计不会有大出血，建议查血小板计数、血涂片和 PTT，了解有无血小板减少症、循环抗凝物或血管内凝血。

第 3 级：病史提示有止血功能缺陷，或对止血功能有损害的手术（如体外循环手术）。术后细小出血也有严重后果的手术（如颅内手术）也归为第 3 级。建议查血小板计数和出血时间，以估计血小板功能；查 PT 和 PTT 以了解凝血功能；孵育纤维蛋白凝块以了解有无异常纤维蛋白溶解。

第 4 级：病史强烈提示止血功能缺陷。应请血液科医师会诊，建议检查项目同第 3 级。对急诊手术患者，要用 ADP、胶原、肾上腺素和瑞斯托菌素查血小板聚集功能，并检查 TT，了解有无纤维蛋白功能异常或循环中有弱肝素样抗凝物。对肝脏疾病、肾衰竭、梗阻性黄疸以及有播散性恶性肿瘤可能的患者，术前应检查血小板数、PT 和 PTT。尿毒症患者最常见的缺陷是血小板的质异常，需要检查出血时间。

三、术中出血

术中和术后大出血的常见原因是局部止血不彻底、输血并发症和不明原因的止血缺陷。

（一）局部因素

创面某一部位出血，原因可能是局部止血不当（如血管未结扎），应及时查明并处理。

1.直接压迫

用手指或纱布压迫常可控制出血，从而找到出血点。然后根据血管的大小进行结扎、缝扎或钛夹钳夹。

2.电凝

比结扎迅速，但应用不当可造成较多组织坏死。

3.化学止血剂

（1）肾上腺素：可使局部血管收缩，但不宜多用，以免吸收后起全身作用。

（2）凝血酶：可促使纤维蛋白形成，因而局部应用有效。常与明胶海绵合用。

（3）氧化纤维材料和微纤维胶原：可为血块形成提供支架。

（二）全身性疾病

1.潜在性疾病

术中出血可由下列原因所致，如前文提及的先天性或获得性血小板病以及凝血系统疾病（如血友病甲、低凝血酶原血症或DIC）。手术开始后最初 30 min 内出现的止血异常往往提示患者原来就存在出血性疾病。

（1）纤维蛋白溶解：系指外科患者的获得性低纤维蛋白原血症状态，亦可由于疾病引起纤维蛋白溶解。见于前列腺癌广泛转移、休克、全身性感染、缺氧、肿瘤、肝硬化和门静脉高压症等患者。纤维蛋白原和第 V、Ⅷ 因子减少亦可见到，这是由于它们都是纤维蛋白溶酶的作用底物。纯纤维蛋白溶解状态不伴有血小板减少。如能诊断出此潜在性疾病，其治疗可保证。6-氨基己酸（EACA）是一种纤维蛋白溶解的抑制剂，可能有效。

（2）骨髓增生性疾病：可用对骨髓增生性疾病的标准疗法处理血小板减少。最好将血细胞比容维持在＜48%，血小板计数＜400×10^9/L。46%的红细胞增多症患者在手术中或术后会发生并发症，包括 16%的死亡率（这些患者中 80%疾病未得到控制）。本病最常见的并发症是出血，其次是血栓形成和感染。对这些患者，建议术前应用抗血小板制剂（阿司匹林、双嘧啶氨醇）和抗凝物质。

（3）肝脏疾病：长期肝病者凝血因子 Ⅱ、V、Ⅶ、X 和 XⅢ 的合成减少。由于肝脏不能清除纤维蛋白溶解酶原激活物，亦可有纤维蛋白溶解增加。

2.快速大量输入库存血

4~6 h 内输入库血 4 000 mL 以上可引起异常出血，因为库血含血小板少、凝血因子少、钙少并且温度低。

3.休克和严重创伤

休克和严重创伤可引起 DIC、毛细血管渗出、血液大量丢失。继发性纤溶可能是 DIC 后异常出血的原因，休克、全身感染、过敏时更易发生。DIC 的诊断是血小板减少、凝血因子减少、纤维蛋白降解产物存在。

（1）凝血障碍的原因有：①血液稀释。②凝血因子消耗。③低体温。④代谢性酸中毒。低体温、凝血障碍和酸中毒合称死亡三联征。

（2）血液稀释是创伤患者凝血障碍的主要原因，主要见于输血量达患者全身血量 1.5 倍以上时。当输血量为患者自身血量的 1 倍时，仅有 35%～40% 的血小板，此时，血小板还有创面消耗。凝血障碍的主要表现是创面广泛渗血。由于 PT 和 PTT 的监测是在 37 ℃条件下进行的，因此并不能反映凝血障碍。治疗是输血小板和鲜冻血浆。不要等化验结果。

四、出血不止的疾病

（一）血小板病

1.血小板减少

血小板减少（$<100×10^9/L$）是外科患者最常见的出血病因。外科止血要求血小板大于 $70×10^9/L$。血小板减少的原因有以下方面。

（1）血小板产生减少：见于骨髓衰竭，可以是先天性的，如 Fanconi 综合征；也可以由放射或药物（尤其是化疗药）对骨髓的毒性作用所致。骨髓也可因白血病细胞或其他新生物的细胞占据或因纤维化（骨髓纤维化）而丧失功能。最好的处理是消除药物作用或病变。需要手术时，可在术前输 6~8 单位血小板，将血小板提升至（50~100）$×10^9/L$，术后务必使血小板数保持在

$50 \times 10^9 / L$ 以上。

（2）血小板成熟不良：见于巨幼红细胞性贫血，应补充缺乏之维生素（叶酸或 B_{12}）。

（3）血小板分布异常：见于巨脾，此时循环血中的血小板 30% 以上在脾内。

（4）血小板破坏增多或丢失：见于下列原因。

1）自身免疫病：特发性血小板减少性紫癜（ITP）。

2）药物过敏：①有些药（奎尼丁、磺胺药）可作为半抗原，形成的抗原-抗体复合物与血小板膜结合。治疗方法是停药。②人们已发现肝素可使血小板严重减少，这与抗体有关，与肝素应用的时间长短、剂量、途径或频度无关。停药后血小板可恢复正常。对用肝素的患者至少应隔日查血小板数 1 次。

3）出血：出血的结果是血小板与其他血液成分一起丢失。

4）稀释性血小板减少：见于大量库血输入，因为库血中有功能的血小板几乎为零。

5）弥散性血管内凝血。

2.血小板功能异常

此时虽然血小板数正常，仍会出现出血不止。

（1）血小板功能异常的原因。

1）von Willebrand 病。

2）尿毒症：急慢性肾衰均可影响血小板功能，使出血时间延长。

3）遗传因素：如血小板无力症、巨大型血小板病和原发性血小板病。

4）药物：①阿司匹林及其他非甾体类抗炎药通过阻断内过氧化物 PGG_2 和 PGH_2 的合成妨碍血小板聚集。术前 1 周应停用阿司匹林。②青霉素 G、羧苄青霉素和羧噻吩青霉素也可影响血小板功能。

（2）血小板功能障碍的治疗：术前输入正常血小板；如手术能推迟，则停用有关药物。

（二）血管壁异常

严重者出血时间可延长，但血小板数和功能可正常。

（1）维生素 C 缺乏病和 Cushing 综合征都可影响血管壁结缔组织，使血管壁变弱。

（2）Henoch-Schonlein 紫癜是一种变态反应，引起毛细血管炎症使毛细血管通透性增加。

（3）控制这些疾病，手术中注意仔细止血可使这部分患者的并发症减少。

（三）血液凝固异常

1.先天性血液凝固异常性疾病

先天性血液凝固异常性疾病的特点是都有特异的遗传缺陷。下列疾病中，前 3 种病少见，后 8 种病罕见。必须注意的是哪项实验室指标异常。

（1）血友病甲是因子Ⅷ的促凝作用缺陷，其抗原性正常，患者 PT 正常，但 PTT 延长，是一种性连锁隐性遗传病，人口中发病率1/10 000。仅男性患病，血小板功能正常。严重程度取决于因子Ⅷ缺陷的程度，血浆活性在 5％以下时才会发生自发出血。在 5％～25％时，轻微损伤可引起出血。当其水平在 25％～30％时，需要手术或大创伤才造成出血。要求维持因子Ⅷ在适当水平。去氨加压素（1-去氨-8-D 精氨酸加压素，dDAVP）是一种合成的 ADH 同系物，在因子Ⅷ活性高于 1％的患者应用可使因子Ⅷ水平提高 3 倍。也可用重组的人凝血因子Ⅷ替代。血友病患者可产生因子Ⅷ抑制物，术前要对这部分患者进行筛选。

（2）von Willebrand 病（vWD，假血友病，血管性血友病）以常染色体显性或隐性方式遗传，发病率与血友病甲相仿。两性的发病率无明显差异，且常伴有血小板功能异常。①内皮细胞不能释出足量因子Ⅷ，从而影响血小板黏附，表现为出血时间异常，因子Ⅷ的抗原活性和促凝活性均减弱。②血友病时因子Ⅷ水平衡定，而 von Willebrand病时因子Ⅷ水平变化不一。③经典血友病所用纯化因子Ⅷ中不含 von Willebrand因子，因此对该病无治疗作用。冷沉淀物中有因子Ⅷ复合物中的两种成分，可治疗出血异常，要求在手术前一日开始用。

（3）血友病乙（Christmas 病）是因子Ⅸ的性连锁缺陷，仅见于男性。发病率约为血友病甲的 1/10，其表现、严重程度及治疗均与血友病甲相仿。PTT 一般均延长。

（4）因子Ⅺ缺陷（Rosenthal 综合征）是一种罕见的常染色体显性遗传病。PTT 异常，PT 正常。男女均可患病，常见于犹太人。

（5）因子Ⅻ缺陷，一般无症状。

（6）因子ⅩⅢ缺陷是常染色体显性或性连锁隐性遗传病。纤维蛋白单体不能交联，形成的血栓不牢固，血栓在 5M 尿素溶液中会溶解。PT、PTT 和 TT 均正常。

（7）因子Ⅴ缺陷是一种常染色体隐性遗传病。PT 和 PTT 均延长。

（8）因子Ⅹ缺陷是一种常染色体隐性遗传病。PT 和 PTT 均延长。

（9）因子Ⅶ缺陷是一种常染色体隐性遗传病。PT 延长，PTT 正常。

（10）低凝血酶症（因子Ⅱ缺陷）是一种罕见的常染色体隐性遗传病。PT 和 PTT 均延长。

（11）纤维蛋白原缺陷（无纤维蛋白原血症）是一种常染色体隐性遗传病；而纤维蛋白原的质异常（纤维蛋白原功能不良血症）是常染色体显性遗传病。这两种病 PT、PTT 和 TT 均延长。纤维蛋白原在 1 g/L 以上时才能止血。

2.先天性凝血障碍患者的围手术期处理

（1）必备条件：择期手术前取得血液科医师的支持，与检验科取得联系做凝血因子快速测定，准备足量的所需的凝血因子。①联系鲜冻血浆、冷沉淀物以及浓缩的凝血因子，以便随时取到。②凝血因子的水平用正常活性的百分比表示。30％以上才能止血，凝血试验要求正常。浓缩凝血因子用单位度量，1 单位相当于

100%活性的血浆 1 mL 所含因子量。

（2）手术计划：小创伤或术后恢复期，Ⅷ因子的活性应维持在 15%～20%直至拆线、拔管。大创伤、大手术或关键部位出血（如颅内出血），Ⅷ因子的活性应维持在 50%～60%。要对因子进行监测，根据因子的半衰期及时补充。

3.获得性凝血障碍

（1）弥散性血管内凝血（DIC）：DIC 是凝血和纤溶系统同时激活，是一些严重疾病，如败血症、恶性肿瘤、创伤、休克或严重产科并发症的结局。①表现：凝血和纤溶系统一经激活，血小板和凝血因子即开始消耗，释出纤维蛋白降解产物。临床上表现为广泛出血，PT 和 PTT 延长，由于微血管病性溶血，外周血涂片见红细胞变形（裂红细胞）。血小板减少、纤维蛋白原减少和纤维蛋白裂解产物增多均有助于诊断。②治疗：主要治疗原发病，其他治疗方法均存在争论。有人主张用肝素阻止凝血，认为补充血小板和凝血因子是"火上浇油"。但是，对广泛出血，在积极处理原发病的同时，补充一些血小板、鲜冻血浆和冷沉淀物是明智之举。

（2）维生素 K 缺乏：肝合成因子Ⅱ、Ⅶ、Ⅸ和Ⅹ时需要维生素 K。维生素 K 主要由肠道菌群制造产生。①外科患者维生素 K 缺乏很常见，其原因有营养不良、应用抗生素使正常肠道菌群改变、梗阻性黄疸及肠外营养未补给维生素 K。②维生素 K 缺乏时，开始 8～12 h 可给予维生素 K 10～20 mg，视病情每 12 h 重复一次，直至 PT 正常。急诊时，先用维生素 K 10～20 mg，并输鲜冻血浆。

（3）肝脏疾病：除因子Ⅷ外，所有因子都减少。PT 延长，出血时间延长。如肝细胞功能受损严重，应用维生素 K 无效。

（4）外源性抗凝剂：大多数获得性凝血障碍与用药有关。①肝素抗凝可引起 PTT 和 TT 延长。肝素（高分子量肝素，天然肝素）可通过加速与抗凝血酶Ⅲ的结合，中和Ⅸa、Ⅹa、Ⅺa、Ⅻa 因子及凝血酶而发挥作用。少于 18 个残基的低分子量肝素能与抗凝血酶Ⅲ结合，并中和Ⅹa因子（不中和凝血酶）；而18个残基以上的低分子量肝素仍保留抗凝血酶活性。临床用药时，应考虑到不同分子量肝素的生物特性。②华法令抑制肝凝血因子Ⅱ、Ⅶ、Ⅸ和Ⅹ的合成，使PT延长、PTT稍延长、INR延长。③阿司匹林和其他非甾体抗炎药干扰血小板功能。

（5）获得性血小板减少：有以下4种机制。①骨髓中血小板生成减少（如恶性贫血）。②外周血中血小板破坏增加，如特发性血小板减少性紫癜（ITP）或DIC。③脾肿大后脾瘀血（如肝硬化）。④以上疾病中任意两种并存时（如酒精性肝衰竭）。

此外，药物（肝素）可能增加脾对血小板的破坏。

（6）后天性血小板功能异常。①使用药物（阿司匹林或其他NSAIDs）。阿司匹林与其他NSAIDs不同，它导致不可逆性血小板功能异常，因此择期手术前应禁用阿司匹林1周以上。②尿毒症。常伴血尿和出血征象，手术前需要进行透析来纠正血小板功能异常。

第二节　外科输血

一、输血的适应证和方法

（一）输血的意义

输血可以达到补充血容量、改善循环、增加携氧能力、提高血浆蛋白浓度、增进免疫力和改善凝血功能的目的。

（二）输血适应证

（1）急性大出血：对于严重创伤、重大手术和大量出血的疾病（如输卵管妊娠破裂、上消化道大出血等），在出血量较大时，应及时输血治疗。

（2）贫血：通过输血提高携氧能力。

（3）低蛋白血症：可补充血浆或白蛋白。

（4）严重感染：对于经抗生素治疗无效、中性粒细胞低下的全身严重感染者，可考虑输入浓缩粒细胞。

（5）凝血机制障碍：根据引起患者凝血功能异常的病因，选用相关的血液成分进行治疗。如血友病 A 患者输Ⅷ因子；血友病 B 患者输Ⅺ因子；纤维蛋白原缺乏症者应输纤维蛋白原或冷沉淀制剂，或用新鲜全血或血浆代替。

（6）血小板减少：可补充浓缩血小板。

（三）输血方法

（1）输血途径：静脉输血是最常用的方法，动脉输血已很少应用。

（2）血液过滤：所有血液制品均应经过带有过滤器的输血器输入，防止细胞聚集物或纤维蛋白块进入血管。

（3）输血速度：根据出血速度、出血量及心脏功能等情况而定。一般成人为每分钟5～10 mL。老年、小儿或心功能较差者应降低输入速度。急性大出血时，应大量、快速输血，可用加压输血的方法。

（四）输血注意事项

（1）严格查对：输血前必须认真核对供血者和受血者的姓名、血型、交叉配血报告单，检查血袋有无破损渗漏、血液颜色是否正常以及保存时间等。

（2）不加药物：输血前后用静脉注射生理盐水冲洗输血管道。血液内不得加入其他药物，如需稀释只能用生理盐水。

（3）加强观察：输血过程中应密切观察患者情况，注意有无输血不良反应，尤其应注意患者的体温、脉率、血压及尿的颜色。输血后的血袋应送回血库至少保存一天，以备必要时复查。

二、输血的并发症及其防治

（一）发热反应

发热反应是最常见的输血并发症。

1.原因

（1）致热原引起：致热原（如蛋白质、死亡的细菌或细菌的代谢产物等）污染贮血器、输血器或保存液，输入人体后引起发热反应。随着一次性输血用具的应用，此类反应已少见。

（2）免疫反应：常见于经产妇或多次接受输血的患者，其体内已存在白细胞或血小板抗体，当再次输血时发生抗原抗体反应而引起发热反应。

2.临床表现

主要为畏寒、寒战和高热。体温可达 39～40 ℃，伴有头痛、皮肤潮红、血压可无变化。持续 1～2 h 后体温逐渐下降，症状消失。少数反应严重的患者可出现抽搐、呼吸困难、血压下降，甚至昏迷。

3.治疗

当出现发热反应后，可减慢输血速度，严重者应停止输血。可用解热镇痛药、肌内注射哌替啶 50 mg 和异丙嗪 25 mg，静脉输入地塞米松 5～10 mg。畏寒和寒战时应注意保暖；高热不退时可用物理降温。

4.预防

（1）严格消毒输血用具，提倡使用一次性用品。

（2）对于多次输血者或经产妇可输入不含白细胞和血小板成分的血。

（二）过敏反应

1.原因

过敏反应的原因较为复杂，但主要是抗原抗体反应、活化补体导致血管活性物质释放所致。

（1）过敏性体质患者对血中蛋白质类物质过敏。

（2）受血者因多次输入血浆制品，体内产生多种抗血清免疫球蛋白抗体。

2.临床表现

临床特点是只输入几毫升血液或血浆后就出现皮肤瘙痒或荨麻疹。严重者可出现支气管痉挛、血管神经性水肿，表现为喘鸣、呼吸困难、腹痛、腹泻，甚至过敏性休克。

3.治疗

（1）当发现皮肤瘙痒或荨麻疹时，应减慢输血速度，并应用抗组胺药物，如异丙嗪、苯海拉明等。亦可静脉注射地塞米松 5～10 mg。

（2）对反应严重者应立即停止输血，皮下注射肾上腺素 0.5～1 mg，静脉输入肾上腺皮质激素。

（3）对出现喉头水肿、呼吸困难者，应适时行气管插管或气管切开术。

4.预防

（1）对有过敏史的患者，可在输血前半小时口服抗过敏药（如苯海拉明 25 mg 或氯雷他定 10 mg）和静脉注射肾上腺皮质激素。

（2）对多次输血者可输洗涤红细胞。

（3）过敏体质的人不宜献血。

（三）溶血反应

溶血反应是极其严重的输血并发症，是输血后受血者体内红细胞发生非生理性破坏的一种输血反应，死亡率高（20%～60%）。

1.原因

（1）血型不合：引起以红细胞破坏为主的免疫反应。

（2）非免疫性溶血：由输入有缺陷的红细胞引起。如保存过期、过度预热或加入了不等渗溶液的血液。

（3）自身免疫性贫血的受血者其自身抗体破坏输入的红细胞而溶血。

2.临床表现

输入少量血液后，患者出现头疼、腰背疼痛、寒战高热、胸闷、呼吸急促、血压下降和休克。在全麻手术中，如出现原因不明的广泛渗血，血压下降，应想到溶血反应的可能性。随之可出现血红蛋白尿，溶血性黄疸，弥散性血管内凝血（DIC）以及急性肾衰竭。

3.治疗

出现可疑症状时，应立即停止输血。治疗原则是严密观察病情，及早扩容利尿，控制溶血性贫血，抗休克，保护肾，防止 DIC。

（1）早期应用肾上腺皮质激素：如氢化可的松或地塞米松，减轻免疫反应。

（2）抗休克：补充晶体液和胶体液，扩充血容量。对休克严重及有出血倾向的患者，应输入新鲜同型血液或补充血小板、冰冻血浆等凝血因子。

（3）保护肾：静脉输入5％碳酸氢钠溶液，碱化尿液，促进血红蛋白结晶溶解，防止肾小管阻塞。使用利尿药加快游离血红蛋白的排出。肾衰竭者可行透析疗法。

（4）严重者可考虑换血疗法，清除异形红细胞及有害的抗原抗体复合物。

4.预防

（1）严格执行配血及输血过程中的核查工作，杜绝错误输血。

（2）严格遵守输血操作规程，不向血液内加任何药物，严格掌握血液预热温度。

（四）细菌污染血液

输入细菌污染血液的发生率很低，但后果严重。

1.原因

在采血及贮存环节中细菌污染血液。细菌多数为革兰氏阴性菌，可在低温及室温下繁殖，并可产生内毒素。

2.临床表现

输入毒力小、数量少的污染血液，可只出现发热反应。反之，可立即出现内毒素性休克和弥漫性血管内凝血（DIC）。患者可出现烦躁不安、寒战、高热、呼吸困难、发绀、恶心、呕吐、全身出血点、腹痛和休克。

3.治疗

立即停止输血。对所输血液送检，做细菌学检查。采用一切抗感染和抗休克的治疗措施。

4.预防

（1）严格遵守无菌制度，按无菌要求采血、贮血和输血。

（2）输血前要检查血液，发现颜色改变、透明度变浊或产气增多时不得使用。

（五）输血传播的疾病

尽管对献血者进行严格的体检及有关血液鉴定检查，但通过输血、血液成分或血浆蛋白制品仍可传播疾病。

（1）病毒性肝炎：是常见的并发症，发生率为 2.4%～27.3%。主要为甲型、乙型和丙型肝炎等。

（2）艾滋病（AIDS）：由人免疫缺陷病毒（HIV）引起，输血是该病传播的重要途径。

（3）巨细胞病毒：感染者一般临床症状较轻，但新生儿、器官移植者、免疫缺陷者以及老年体弱者可发生严重的全身感染。

（4）人 T 细胞白血病病毒I型：与 T 细胞淋巴瘤-白血病发病有关，已证实该病可经输血传播。

（5）梅毒：可由输入二期梅毒患者的血液而直接传播。

（6）寄生虫病：如疟疾、丝虫病、弓形虫病等。

（六）其他不良反应

（1）循环超负荷：大量输血可致循环超负荷，导致肺水肿和充血性心力衰竭，尤其是老年人、心功能不全者或体弱儿童。

（2）低体温：发生于大量、快速输入冷藏血。

（3）碱中毒：大量输血时，枸橼酸钠在肝转化成碳酸氢钠。

（4）暂时性低钙血症：大量枸橼酸结合血中游离钙离子造成。

（5）移植物抗宿主病：免疫功能低下的患者输血后可引起移植物抗宿主病。

三、血液制品与成分输血

随着医学的发展和输血观念的进步，传统的输全血的方法已被改变。成分输血越来越受到重视。成分输血是将供血者的血液成分（红细胞、白细胞、血小板、血浆、血浆蛋白）用科学的方法分开，依据患者病情的实际需要，分别输入相关的血液成分。成分输血具有疗效显著、不良反应少、节约血源和经济方便的优越性。可一血多用，节约血源。

（一）全血

每袋 200 mL 或 400 mL。保存期依保存液和温度不同而不同。4 ℃以下为 20～35d。全血可用于补充血容量，主要是急性出血。出血量小于总血容量 10%，可不输血；大于 20%时，可输胶体液、晶体液和红细胞；超过 50%时，应输全血。输血的原则：①血红蛋白大于100 g/L，可不输血。②血红蛋白小于 60 g/L，则需要输血。③血红蛋白在 60～100 g/L 时，应根据患者所可能承受的氧合不足的风险考虑是否输血，即应结合患者心肺功能和是否继续出血决定是否输血。

（二）红细胞

红细胞是现代输血常用的制品，作用是增强运氧能力。浓缩红细胞最为常用，容量小，疗效高，不良反应少。每袋110～120 mL，含 200 mL 全血中的全部红细胞，血细胞比容为0.7～0.8，保存期同全血。适用于各种急性失血和慢性贫血，特别是有心功能不全的老年人或儿童。少白细胞红细胞是一种去除白细胞的红细胞制品，保存期为 4 ℃时 24 h。适用于输血产生白细胞抗体引起发热等输血不良反应的患者，或用于防止产生白细胞抗体的输血患者（如器官移植）。洗涤红细胞是将全血去除血浆和白细胞，用生理盐水洗涤3～4次，最后用生理盐水悬浮。保存期为 4 ℃下 24 h。适用于对血浆蛋白有过敏反应的贫血患者、自身免疫性溶血性贫血的患者、器官移植患者、尿毒症及血液透析（高钾血症）的患者。冰冻红细胞是将去血浆的红细胞加甘油保护剂，在－80 ℃下可保存 10 年。适用于稀有血型患者或备以后自身输血。

（三）白细胞

白细胞悬液是用细胞分离单采技术，从单个供血者循环血液中采集的。在 22 ℃下保存24 h。其作用是提高机体的抗感染能力。适用于中性粒细胞低下、抗生素治疗无效的严重感染患者。因其疗效有限，可引起肺损伤及增加抗原抗体反应，故应从严掌握适应证。

（四）血小板浓缩

血小板可以由全血手工分离制备，或用细胞分离单采技术，从单个供血者循环血液中采集。22 ℃轻振荡下，普通袋的保存期为 24 h，专用袋为 5 天。适用于血小板减少或功能障碍伴有出血或出血倾向的患者。手术及创伤时，血小板大于 $100×10^9$/L，可以不输；小于 $50×10^9$/L，应考虑输入；在（50～100）$×10^9$/L之间，应根据是否有自发性出血或伤口渗血决定；如有不可控制的渗血，确定血小板功能低下，则输血小板不受上述限制。对于内科患者，血小板大于 $50 ×10^9$/L，一般不输；小于 $5×10^9$/L，应立即输注防止出血；在（10～50）$×10^9$/L 之间，应根据临床出血情况决定是否输注。预防性输注不可滥用，防止产生同种免疫导致输注无效。

（五）血浆

新鲜液体血浆含有新鲜血液中的全部凝血因子（包括不稳定的凝血因子 V 和 Ⅷ）。保质期为 4 ℃下 24 h。作用是补充凝血因子，扩充血容量。适用于多种凝血因子缺乏引起的出血倾向。新鲜冰冻血浆含有全部凝血因子，在 −20 ℃以下的保质期为 1 年。其作用和适应证同上。普通冰冻血浆为保存 1 年后的新鲜冰冻血浆。在 −20 ℃以下的保质期为 4 年。可补充稳定的凝血因子及血浆蛋白。冷沉淀为新鲜冰冻血浆融化后的沉淀物，含有 Ⅷ因子和纤维蛋白原。在 −20 ℃下的保存期为 1 年。用于补充凝血因子 Ⅷ 和纤维蛋白原，适用于甲型血友病、血管性血友病和纤维蛋白原缺乏症。

（六）血浆蛋白

包括清蛋白制剂、免疫球蛋白及浓缩凝血因子。

（1）清蛋白制剂：分为 5％、20％和 25％三种浓度。常用者为 20％的浓缩白蛋白液，可在室温下保存，体积小，便于携带与运输。当稀释成 5％溶液应用时不但能提高血浆蛋白水平，且可用来补充血容量；直接应用有脱水作用，适用于治疗营养不良性水肿、肝硬化及低蛋白血症。

（2）免疫球蛋白：包括正常人免疫球蛋白（肌内注射用）、静脉注射免疫球蛋白和针对各种疾病的免疫球蛋白（抗乙肝、抗破伤风及抗牛痘等）。肌内注射免疫球蛋白多用于预防病毒性肝炎等传染病，静脉注射丙种球蛋白用于低球蛋白血症引起的重症感染。

（3）浓缩凝血因子：包括抗血友病因子（AHF）、凝血酶原复合物（Ⅸ因子复合物）、浓缩Ⅷ、Ⅺ因子及ⅩⅢ因子复合物、抗凝血酶Ⅲ（anti-thrombinⅢ，AT-Ⅲ）和纤维蛋白原制剂等。用于治疗血友病及各种凝血因子缺乏症。其中ⅩⅢ因子复合物有利于促进伤口愈合。

四、自身输血

自身输血是将患者自身的血液或手术中丢失的血液再回输给患者的方法，可以避免血源传播的疾病和免疫抑制。自身输血包括自体血液储备、血液稀释和手术中血液回收三种方法。

（一）术前预存自体库血

在手术前一定时间内采集患者自身血液进行保存，供手术期间输用；也可制成冰冻红细胞长期保存，待需要时回输。

（二）急性等容血液稀释

在麻醉前或后，抽取患者一定量的血液，同时用胶体液和晶体液补充血容量，使血液适度稀释，降低血细胞比容，使手术中出血的血液有形成分减少。然后根据术中失血及患者情况再将自体血回输给患者。

（三）手术中失血回输

可通过简便回收系统或"洗血细胞机"实现。洗血细胞机可收集术野的失血，经肝素抗凝、生理盐水洗涤和浓缩，从而得到浓缩红细胞，再回输给患者。

五、血液代用品

血浆代用品又称血浆增量剂，是经天然加工或合成的高分子物质制成的胶体溶液，可以代替血浆扩充血容量。其分子量和胶体渗透压近似血浆蛋白，能较长时间在循环中保持适当浓度，不在体内蓄积，也不会导致红细胞聚集、凝血障碍及切口出血等不良反应。产品无抗原性和致敏性，对身体无害。临床常用的包括右旋糖酐、羟乙基淀粉和明胶制剂。

（一）右旋糖酐

6%有旋糖酐等渗盐溶液是常用的多糖类血浆代用品。中分子量（平均 75 000）右旋糖酐的渗透压较高，能在体内维持作用 6～12 h，常用于低血容量性休克、输血准备阶段以代替血浆。低分子量（平均40000）右旋糖酐输入后在血中存留时间短，增加血容量的作用仅维持 1.5 h，且具有渗透性利尿作用。由于右旋糖酐有覆盖血小板和血管壁而引起出血倾向，本身又不含凝血因子，故 24 h 用量不应超过1 500 mL。

（二）羟乙基淀粉（hydroxyethyl starch，HES）代血浆

HES 是由玉米淀粉制成的血浆代用品。该制品在体内维持作用时间较长（24 h 尚有 60%），目前已作为低血容量性休克的容量治疗及手术中扩容的常用制剂。临床上常用的 6%羟乙基淀粉代血浆，其中电解质的组成与血浆相近似，并含碳酸氢根，因此除能维持胶体渗透压外，还能补充细胞外液的电解质和提供碱储备。每天最大用量为 2 000 mL。

（三）明胶类代血浆

明胶类代血浆是由各种明胶与电解质组合的血浆代用品。含4%琥珀酰明胶的血浆代用品，其胶体渗透压可达6.2kPa，能有效地增加血浆容量、防止组织水肿，因此有利于静脉回流，并改善心输出量和外周组织灌注。又因其相对黏稠度与血浆相似，故有血液稀释、改善微循环并加快血液流速的效果。

六、血液保护

随着现代科学技术的发展，实施各种血液保护措施，防止血液丢失、破坏和污染，达到减少出血、尽量不输或少输异体血、减少输血并发症及输血传播疾病的目的。

（1）减少出血：①外科技术对减少术中出血非常重要，手术中仔细止血，应用止血电刀、氩气刀等可减少术中出血。②使用

止血药物。③保持体温可减少因低温造成的出血增加，因为低温会抑制血液凝血功能，特别是血小板的功能。④血液稀释可减少循环红细胞，以减少红细胞的损失和降低实际出血量。⑤控制性降压：在全身麻醉期间，用降压技术人为地将患者的平均动脉压降低至60～70 mmHg，以减少术中出血量。⑥控制性降压与血液稀释联合应用，减少出血。

（2）应用各种自身输血技术。

（3）适当应用血浆代用品。

（4）增加出血的耐受性：如术前应用红细胞生成素和铁制剂。

随着人们安全用血、合理用血意识的提高，以及国家相应法律法规的普及和全民的努力，科学输血的目标终能实现。

第三章　手术基本操作技术

第一节　显　露

手术野充分显露是保证手术顺利进行的先决条件。特别是深部手术，良好的显露不仅使术野解剖清楚，而且便于手术操作，增加手术安全性。手术野显露程度虽与患者的体位、照明、麻醉时肌肉松弛情况等诸多因素有关，但选择适当的切口和做好组织分离是显露手术野的基本要求。

一、切口

正确选择手术切口是显露手术野的重要步骤，理想的手术切口应符合下列要求。

（1）能充分显露手术野，便于手术操作。原则上切口应尽量接近病变部位，同时能适应实际需要，便于延长和扩大。

（2）操作简单，组织损伤小。

（3）有利于切口愈合、瘢痕小及功能恢复。

在实际工作中，切口的设计还应注意下列问题。①切口最好和皮肤皱纹平行，尤其面部和颈部手术更为重要，此切口不仅缝合时张力低，而且愈合后瘢痕小。②较深部位切口应与局部血管、神经走行近于平行，可避免对其损伤。③要避开负重部位，如肩部和足部手术的切口设计应避开负重部位，以免劳动时引起疼痛。

组织切开要用手术刀，执刀方法主要有持弓式、指压式、执笔式和反挑式四种（图3-1）。

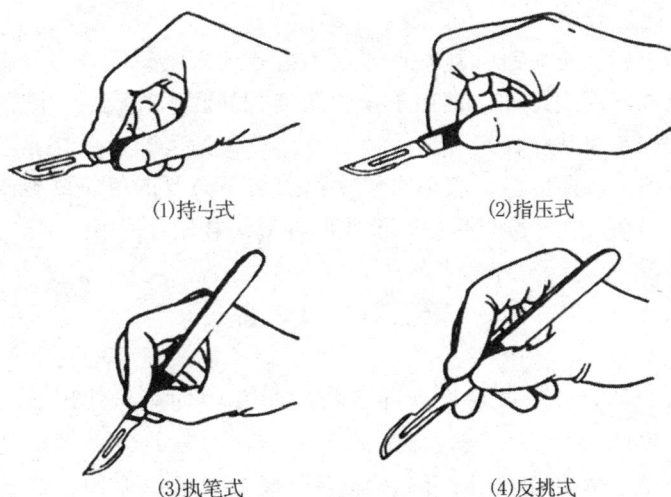

(1)持弓式　　　　　　　(2)指压式

(3)执笔式　　　　　　　(4)反挑式

图 3-1　各种执刀法

根据不同切口需要选用不同执刀方法。在切开时，手术刀需与皮肤垂直，用力适当，力求一次切开一层组织，避免偏斜或拉锯式多次切开，造成边缘不整齐而影响愈合。深部筋膜、腱鞘的切开，应先剪一小口，再用止血钳分离张开后剪开，以防损伤深部血管和神经。切开腹膜或胸膜时要防止内脏损伤，切开肌肉多采用顺肌纤维方向钝性分开。

二、分离

分离是显露深部组织、游离病变等的重要操作。分离的范围视手术的需要，按照正常组织间隙进行，这样不仅容易分离，且损伤轻，出血少。常用方法有两种。

1.锐性分离

用锐利的刀或剪进行的分离。常用于较致密的组织，如腱鞘、瘢痕组织、恶性肿瘤手术中分离。一般用刀刃在直视下沿组织间隙作垂直的短距离的切开或用闭合的剪刀伸入组织间隙内。但不要过深，然后张开分离，仔细观察无重要组织后再剪开。此法组织损伤小，但要求在直视下进行，动作应精细准确。

2.钝性分离

用刀柄、止血钳、剥离纱球或手指等插入组织间隙内，用适当的力量推开周围组织。常用于正常肌肉、筋膜、腹膜后、脏器间及良性肿瘤包膜外疏松组织的分离。该法分离速度快，可在非直视下进行，但力量要适当，避免粗暴动作造成不必要的组织撕裂或重要组织的损伤。在实际操作中，上述两种方法常配合使用。

第二节 止 血

组织切开分离或病变切除等操作过程中均会导致出血，彻底止血不仅能减少失血量，保证患者安全，而且能使手术野显露清楚，便于手术操作，有时因止血不彻底造成组织血肿、继发感染等并发症。常用的止血方法有以下几种。

一、局部压迫止血法

是常用的止血初步措施。当毛细血管渗血或小血管出血，暂时用手指或纱布压迫出血处，如凝血功能正常，出血多可自止。对较大血管出血，暂时压迫出血处，待清除手术野积血，看清出血点后再予以处理。有时对较大血管破裂出血或毛细血管的弥漫渗血，患者全身情况危急，而用其他止血方法困难或无效时，也可用纱布局部填塞压迫止血，但纱布不能长期留在体内，一般3～5天取出，取出时间过早可再次出血，过晚容易继发感染。

二、结扎止血法

结扎止血法是最常用、最可靠的止血方法。在组织切开或分离时，如血管已断裂出血，可用血管钳的尖端快速准确地夹住出血部位的血管，或用纱布暂时压迫，待看清出血点后再予以钳夹。如已看到血管或预知有血管时可先用血管钳夹住血管两端，在其中间切断，然后用丝线结扎出血血管。切忌盲目乱夹造成组织损伤或大出血。常用的结扎方法有两种。

1.单纯结扎

用缝线绕过血管钳下面血管或组织而结扎，适用于微小血管出血。

2.缝合结扎

用缝线通过缝针穿过血管端和组织，绕过一侧，再绕过另一侧打结。也可绕过一侧后再穿过血管和组织，于另一侧打结。适用于较大血管重要部位的止血。对较大血管的出血，上述两种方法常合并使用，先在血管的断端作一单纯结扎，再在其远端作一贯穿缝合结扎，更为安全可靠。

三、电凝止血法

电凝止血法是用电灼器通过电流使组织发生凝固的原理达到止血目的。电灼器可以直接电灼出血点，也可先用血管钳夹住出血点，再用电灼器接触血管钳止血。此法止血迅速，常用于面积较广的表浅部位的止血。应用电凝止血时须注意：①用乙醚麻醉的手术使用该法时，应先关闭麻醉机，以免发生爆炸；②患者皮肤不宜与金属物品接触，以防电伤；③凝血组织可脱落发生再次出血，所以不用于较大血管出血和深部组织出血。

四、其他止血法

用于一般方法难于止住的创面或骨髓腔等部位的渗血，可采用局部止血物品，如明胶海绵、淀粉海绵、止血纱布、骨蜡等。这些药物可以吸收或被包裹，用于体腔内止血，不必取出。

第三节　打结和剪线

一、打结

打结是手术操作中最常用和最基本的技术之一。止血、缝合都需要结扎，结扎是否牢靠，与打结技术是否正确有密切关系。不正确的打结易发生结扎松动、滑脱、继发性出血。因此，外科医师必须熟练地掌握打结技术，做到既简单又迅速可靠。

1.常用的打结方法（图 3-2）

（1）方结：是由两个方向相反的单结组成。该结方法简单，速度快，打成后不易松动或滑脱，是手术中最常用的结。

（2）外科结：是将第一结扣线重绕两次，然后打第二结扣，该结摩擦面比较大，不易松开，但比较费时，一般不采用。

（3）三重结：打成方结后，再打一个与第一结扣方向相同的结，加强其牢固性。常用于较大血管或组织的结扎。在使用肠线、尼龙线打结时，因易出现松动、滑脱，也常使用三重结。

（4）顺结：由两个方向完全相同的结扣组成。该结扣容易松开滑脱，除浅表部位的结扎止血外，一般不宜使用。

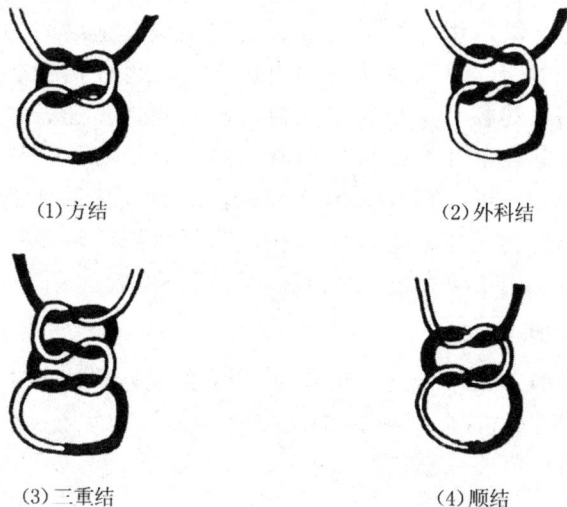

(1)方结   (2)外科结

(3)三重结   (4)顺结

图 3-2 常用手术结扣

2.打结技术

（1）单手打结法：一般由左手持缝线，右手打结。单手打结速度快，简便，但如两手用力不当，易成滑结（图 3-3）。

（2）双手打结法：即用双手分别打一结扣，为最可靠的打结法。但所需线较长，速度较慢。常用于深层部位的结扎（图 3-4）。

(1)   (2)   (3)   (4)   (5)

(6)   (7)   (8)   (9)

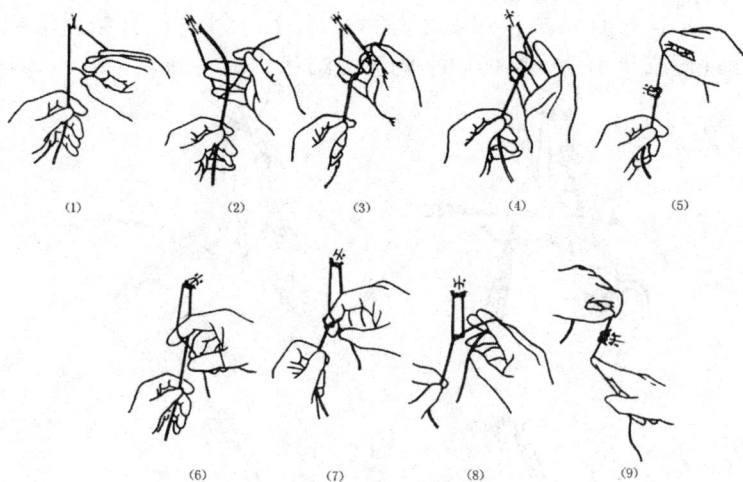

图 3-3 单手打结法

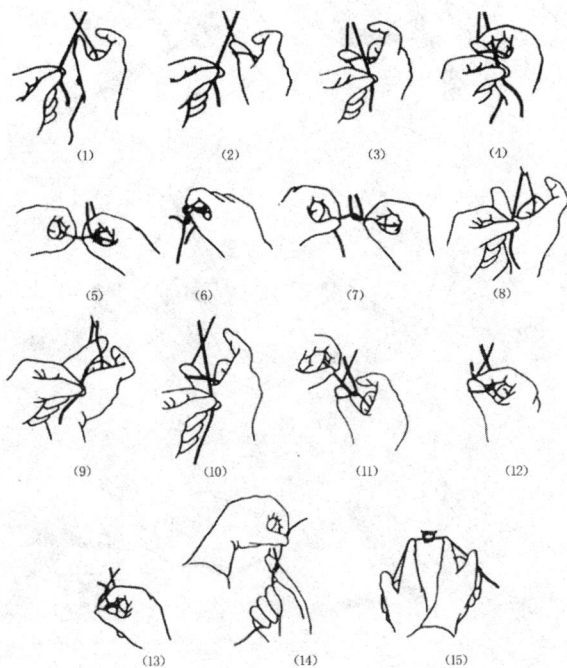

(1)   (2)   (3)   (4)

(5)   (6)   (7)   (8)

(9)   (10)   (11)   (12)

(13)   (14)   (15)

图 3-4 双手打结法

（3）持钳打结法：用左手持线，右手持钳进行打结。常用于缝线过短或狭小手术野的中小血管的结扎（图 3-5）。

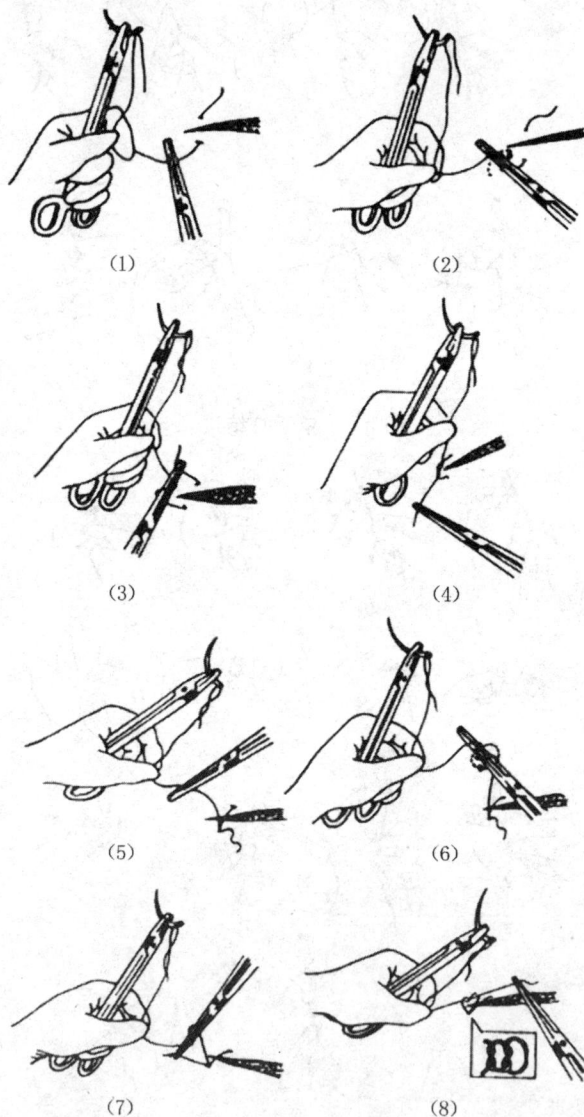

(1)　　　　　　　　　　　(2)

(3)　　　　　　　　　　　(4)

(5)　　　　　　　　　　　(6)

(7)　　　　　　　　　　　(8)

图 3-5　持钳打结法

3.注意事项

打结方法很多，不论采用何种方法，都应注意下列事项。

（1）拉线的方向应顺结扎方向，否则易在结扎处折断或结扎不牢。

（2）双手用力必须相等，否则易成滑结。

（3）在打第二结扣之前，注意第一结扣不要松开，必要时可用一把血管钳压住第一结扣，待第二结扣收紧时，再移去血管钳。

二、剪线

为了防止结扣松开，在剪线时需留一段线头。留线的长短决定于缝线的类型、粗细和结扣的多少。通常丝线留 1～2 mm，肠线和尼龙线留 3～4 mm。粗线可留长些，细线短些；深部结扎可留长些，浅部短些；结扎次数少者要留长些，结扎次数多者可短些；剪线方法是在直视下将剪刀尖端稍张开，沿拉线向下滑至结扣处，向上倾斜 25°～45°，然后剪断缝线，倾斜度的大小，决定于留线头的长短。

第四节　缝合与拆线

组织切开、断裂或恢复空腔脏器的连续性，除特殊情况外，一般均需缝合后才能达一期愈合。在正常愈合能力下，愈合是否完善，常取决于缝合方法和操作技术是否正确。目前常用的缝合法基本上可以分为两大类，即手工缝合法和器械缝合法。

一、手工缝合法

该法应用灵活，不需要特殊设备和材料，可根据不同性质的切口选用不同的缝线和缝合方法，手工缝合是手术中最常用的缝合法。

手工缝合常用的缝线有铬制肠线、丝线、尼龙线和金属线四种。各种缝线各有其优缺点，可根据手术的需要，选用合适的缝线。一般来说，无菌切口或污染很轻的切口多选用丝线。丝线不能被组织吸收，如发生感染，因异物作用，容易形成经久不愈的窦道，直至取出线头或线头脱出才能愈合；胆管、泌尿道的黏膜缝合以及感染或污染严重的创口缝合，选用肠线。肠线在缝合后10～20天被组织吸收，不产生异物作用；整形手术的缝合和小血管吻合常采用尼龙线，组织反应小，抗张力强；神经、肌腱应用无创线及肌腱缝线；腹壁张力大的缝合常用金属线。

　　手工缝合方法基本上可分为单纯缝合、内翻缝合和外翻缝合三类，每类中又可分为间断式和连续式两种（图 3-6）。

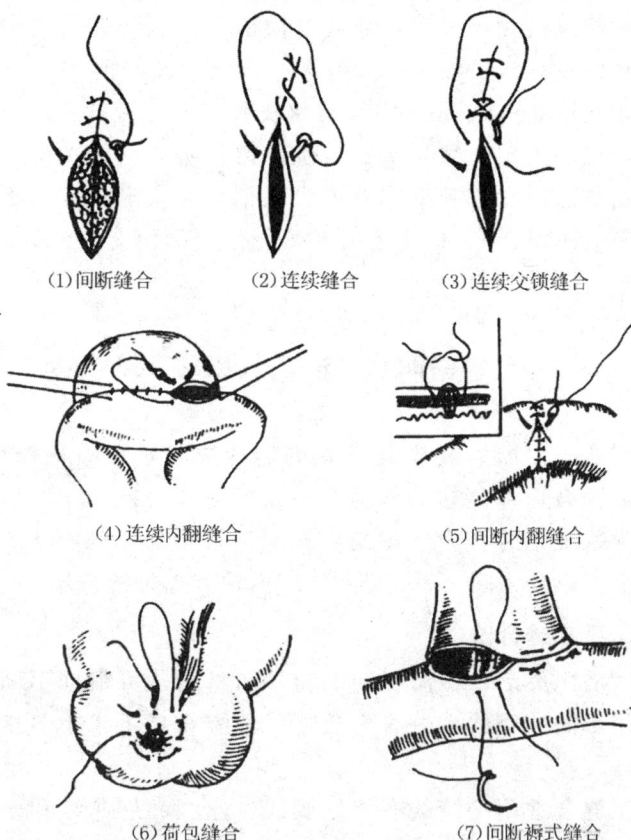

(1)间断缝合　　(2)连续缝合　　(3)连续交锁缝合

(4)连续内翻缝合　　(5)间断内翻缝合

(6)荷包缝合　　(7)间断褥式缝合

图 3-6　各种缝合法

1.单纯缝合法

操作简单，将切开的组织边缘对正缝合即可。间断式或双间断式缝合（"8"字缝合）多用于缝合皮肤、皮下组织、筋膜和肌腱等组织；连续式缝合常用于腹膜、胃肠道吻合的内层缝合；另一种连续式缝合亦称连续交锁式缝合或称毯边式缝合，多用于胃肠道吻合的后壁内层缝合，有较好的止血作用。为使对合整齐，缝合时应使切口两边缘的针距和进针深度尽量相等。

2.内翻缝合法

将缝合组织的边缘向内翻入缝合，使其外面光滑而有良好的对合。多用于胃肠道的吻合，可减少感染和促进愈合。胃肠道吻合的内层缝合可用肠线作连续内翻缝合，也可用丝线作间断内翻缝合；外层缝合多用丝线作褥式内翻缝合。小范围的内翻，如阑尾根部残端的包埋可用荷包缝合法。

3.外翻缝合法

将缝合的组织边缘向外翻出缝合，使其内面光滑。多用于血管的吻合和腹膜的缝合，以减少血管内血栓形成和腹膜与腹腔内容物粘连。

手工缝合方法很多，不论采用何种，均应注意下列事项。

（1）应按组织的解剖层次分层进行缝合，缝合的组织间要求对位正，不夹有其他组织，少留残腔。

（2）结扎缝线的松紧度要适当，以切口的边缘紧密相接为宜，过紧影响血液循环，过松则使组织对合不良，影响愈合。

（3）缝合时针间距离以不发生裂隙为宜。例如，皮肤缝合针距通常掌握在 1～1.5 cm，进出针与切口边缘的距离以 0.5～1 cm 为宜。

（4）对切口边缘对合张力大者，可采用减张缝合。

二、器械缝合法

根据钉书器的原理制成一定形状的器械，将组织钉合或吻合称为器械缝合法。用此法代替手工缝合，可省时省力，且组织对合整齐。但由于手术区的解剖关系和各种器官不同，限制了器械的使用范围。目前常用的缝合器主要用于消化道手术，如管状吻合器、残端闭合器、荷包缝合器等。使用前须详细了解器械的结构、性能和使用方法，才能取得良好效果。

三、拆线

皮肤缝合线需要拆除，因全身不同部位的愈合能力及局部的张力强度不同，所以，拆线的时间也不一样。一般来说，胸、腹、会阴部手术后7天拆线；头、面、颈部手术后5～6天拆线；四肢、关节部位手术以及年老体弱、营养状态差或有增加切口局部张力因素存在者可在手术后9～12天拆线或分期进行拆线。

拆线时先用碘酊、酒精消毒切口，然后用镊子提起线结，用剪刀在线结下靠近皮肤处剪断缝线，随即抽出。这样可使露在皮肤外面的一段线不经皮下组织抽出，可防止皮下组织孔道感染。抽出缝线后，局部再用酒精涂擦一遍，然后用无菌纱布覆盖，切口有明显感染时，可提前拆除部分或全部缝线。

第四章 创 伤

创伤有广义和狭义之分,广义的是指机械、物理、化学或生物等因素造成的机体损伤;狭义的是指机械性致伤因素作用于机体所造成的组织结构完整性破坏或功能障碍。本章主要介绍狭义的创伤。

一、分类

1.按致伤原因分类

致伤原因与创伤的病理改变密切相关。可分为刺伤、切割伤、挤压伤、挫伤、擦伤、撕裂伤、火器伤、冲击伤、烧伤、冻伤等。

2.按伤后皮肤完整性分类

皮肤或黏膜保持完整者称闭合性创伤;皮肤或黏膜破损者称开放性创伤,伤口和创面可受到不同程度的污染。

3.按受伤部位分类

一般分为颅脑伤、胸部伤、背部伤、腹部伤、腰部伤、肢体伤等。

4.按伤情轻重分类

即区分组织器官的损伤程度及其对全身的影响大小,一般分为轻、中、重伤,凡危及生命或治愈后有严重残疾者均属重伤。

二、病理

创伤可导致机体出现一系列局部和全身的病理改变,即局部和全身性防御性反应,目的是维持机体内环境的稳定,但较严重的创伤所致的急剧的反应可造成机体自身的损害。

1.局部反应

局部反应即局部创伤性炎症。组织损伤后,局部充血、渗出,引起红、肿、热、痛等症状。如伤后有细菌、异物污染，炎症反应则会加剧。创伤性炎症反应是非特异性的防御反应，有利于清除坏死组织、杀灭细菌和组织修复。但某些原因（如局部缺血、大量使用糖皮质激素、休克等）可导致炎症抑制，从而延迟伤口愈合。

2.全身性反应

即全身性应激反应。在中、重度创伤发生后，机体受到显著刺激而发生应激反应，轻度创伤后的全身性反应不明显。

（1）体温反应：创伤后常有发热，是炎症介质作用于下丘脑体温调节中枢引起的。并发感染时体温会明显升高；并发重度休克时体温可能低于正常。

（2）神经内分泌系统反应：创伤后，在疼痛、精神紧张、有效血容量不足等因素综合作用下，下丘脑-垂体-肾上腺皮质轴和交感神经-肾上腺髓质轴分泌大量儿茶酚胺、肾上腺皮质激素、生长激素和胰高血糖素；同时，肾素-血管紧张素-醛固酮系统也被激活。上述 3 个系统相互协调，以保证重要脏器的灌注。

（3）代谢反应：创伤后，在神经内分泌系统的作用下，基础代谢率增高，分解代谢增强，糖、蛋白质、脂肪分解加速，糖异生增加，水和电解质及维生素代谢改变。因此，伤后常出现高血糖、高乳酸血症、游离脂肪酸和酮体增加、负氮平衡、水钠潴留、钙磷代谢异常等。

（4）免疫反应：严重创伤可致机体免疫防御能力下降，对感染的易感性增加。

3.创伤的修复

创伤愈合的基础是组织的修复，基本方式是由伤处增生的细胞和间质充填、连接和替代创伤后的缺损组织。理想的修复是缺损组织完全由原来性质的组织细胞修复，恢复其原来的结构和功能，称为完全修复；然而创伤后多数的组织修复不能完全由原来性质的细胞修复而是由其他性质的细胞（常为成纤维细胞）增生来替代，称为不完全性修复。

（1）创伤的修复过程：大致可分为炎症反应、肉芽组织形成和组织塑形3个阶段。

（2）创伤愈合的类型：可分为2种。①一期愈合。组织修复以原来细胞为主，如上皮细胞修复皮肤和黏膜、内皮细胞修复血管、成骨细胞修复骨骼等。修复处仅含少量纤维细胞，愈合后功能良好；②二期愈合。组织修复以纤维组织为主，愈合后功能不良，不仅影响生理功能，而且可能因瘢痕增生或挛缩，引起畸形。

（3）影响创伤愈合的因素：①局部因素如感染、异物存留、血供障碍、局部制动不够等；②全身因素如营养不良、慢性消耗性疾病、大量使用肾上腺皮质激素及免疫功能低下等。

4.创伤并发症

创伤后最常见的并发症是化脓性感染。开放性创伤，如果污染较重，细菌数量较多或毒力较强，加之没有及时处理，很容易发生感染。闭合性创伤如果累及消化道和（或）呼吸道，也容易发生感染。因此处理创伤要注意对感染的预防。创伤后的另一常见并发症是休克。早期主要是低血容量性休克，晚期主要是感染性休克。发生休克时，全身血容量锐减，大部分组织器官处于缺血状态，可发生多器官功能不全综合征（MODS）。创伤后还可能发生的并发症有脂肪栓塞综合征、挤压综合征、应激性溃疡、急性肾衰竭等。

三、诊断与处理

（一）诊断

对创伤需要确定其部位、性质、程度、全身性改变及并发症，才能施行正确的治疗。为此应详细了解受伤史，进行比较全面的体格检查和必要的辅助检查。

1.受伤史

（1）应详细询问致伤原因、作用部位、人体姿势等受伤当时的情况。

（2）了解伤后出现的症状及演变过程。

（3）还应了解伤后处理情况及处理时间。

2.体格检查

首先从整体上观察伤员情况，区分轻重缓急。

（1）观察生命体征变化以及意识状态、面容、体位等，尤应注意有无心搏骤停、窒息、休克、内脏损伤等表现。

（2）根据受伤史或某处突出的体征，进行详细的局部检查。

（3）对于开放性创伤，必须仔细观察伤口或创面，注意其形状、大小、边缘、深浅、污染情况、出血、渗出物、外露组织、异物存留、伤道位置等。

3.辅助检查

应当选择必需的项目，以免贻误抢救时间和增加患者痛苦。

（1）实验室检查：血常规和血细胞比容，可提示出血、血液浓缩或感染情况；尿常规有助于判断有无泌尿系统感染和糖尿病；血电解质检查和血气分析有助于了解有无水、电解质和酸碱平衡紊乱；怀疑胰腺损伤时，应做血、尿淀粉酶测定。

（2）诊断性穿刺和导管检查：胸腔穿刺可证实血胸和气胸；腹腔穿刺或置管灌流，可证实内脏破裂、出血；导尿管插入或灌注试验，可辅助诊断尿道或膀胱的损伤。

（3）影像学检查：X线平片或透视可证实骨折、气胸、血气胸、腹腔积气等；B超检查可明确有无肝、脾、肾等实质性脏器的损伤和腹腔内积液；CT和MRI可用于颅脑损伤的检查。MRI对脊髓、颅底和骨盆底部等处损伤的诊断具有优越性。

（二）处理

处理创伤的目的是修复损伤组织器官及恢复生理功能，首要原则为"先救命、后治伤"，即在抢救生命的基础上重视处理局部的危重急症和外伤。

1.急救

必须优先抢救的急症主要包括心搏、呼吸骤停，窒息，大出血，开放性气胸，张力性气胸，休克等。常用的急救技术主要有复苏、通气、止血、包扎、固定和搬运等。

2.一般处理

除上述的急救外，对于创伤的治疗还需要采取全面的措施才能取得良好的疗效。

（1）密切观察。严密观察伤情变化，必要时进行生命体征的监测和进一步的检查。发现异常，应及时处理。

（2）体位和局部制动。较重创伤的伤员应卧床休息，所采用的体位应有利于呼吸运动和伤处静脉回流，如半卧位有利于呼吸，抬高患肢有利于减轻水肿。伤处适当制动既可缓解疼痛，又有利于组织愈合。

（3）防治感染。感染是妨碍创伤愈合的常见原因，必须注意预防和治疗，主要措施是及时正确清创、敷料更换及合理使用抗生素。开放性创伤还应注射破伤风抗毒素。

（4）支持治疗。主要是纠正水、电解质和酸碱失衡，保护重要脏器功能；另外创伤导致能量需要增加和负氮平衡，应适时给予肠内或肠外营养支持。

（5）对症处理。在不影响判别伤情的情况下可酌情给予镇静、镇痛、降温等药物以及其他对症处理。

3.软组织损伤的处理

早期可局部冷敷，以减少组织渗血、肿胀。伤后12～24 h可热敷或理疗，以利于炎症消退。并可外敷或口服活血化瘀的中药。有血肿者，可先加压包扎，48 h后在无菌操作下穿刺抽血，再加压包扎。

第五章 甲状腺疾病

第一节 甲状腺功能亢进症

甲状腺功能亢进症（hyperthyroidism），简称甲亢。指由多种病因引起甲状腺功能增强，合成分泌甲状腺激素（TH）过多引起的临床综合征。引起甲亢的病因很多（表5-1），但以 Graves 病为多见（约85％以上）。本节主要讨论该种疾病。

对甲亢这一综合征，还有一个常用的名称为甲状腺毒症（thyrotoximsis），是对机体在过多的甲状腺激素的刺激下，处于一种"中毒"状态的阐述。有些学者认为，甲状腺功能亢进症一词与甲状腺毒症一词本质无区别，都是甲状腺激素过多所致的高代谢症候，故两词可以互相通用。有的学者认为两者的区别是，甲状腺功能亢进时，甲状腺本身亢进，合成、分泌甲状腺激素过多，导致高代谢症；而甲状腺毒症除包括甲亢（如 Graves 病）外，还包括只引起血循环中 TH 暂时性增高的因素，如桥本氏甲状腺炎、亚急性甲状腺炎、过量服用甲状腺激素或异位促甲状腺激素分泌等，此时甲状腺功能可以正常，甚至偏低。

一、毒性弥漫性甲状腺肿

毒性弥漫性甲状腺肿又称 Graves 病，是一种合成分泌过多的甲状腺激素的甲状腺自身免疫性疾病。本病是最常见的一种甲状腺功能亢进症，约占甲亢总数的85％以上，可发病于各种年龄，但以20～40岁女性多见，男女之比为1：（4～6）。Graves 首先描述了本病，具有高代谢、弥漫性甲状腺肿和突眼三大特点。其实本病是一种累及多个系统的综合征，除以上特点外，还可出现胫前黏液性水肿、指端病及肌肉病变等。而且有些病例典型症状相继出现或临床表现可不典型，如可有突眼，也可没有突眼；也可以有严重突眼而甲状腺功能正常。

表 5-1 甲亢的分类

1.甲状腺性甲亢

　　(1) 毒性弥漫性甲状腺肿，又称弥漫性甲状腺肿伴甲亢，Graves 病

　　(2) 毒性多结节性甲状腺肿，又称多结节性甲状腺肿伴甲亢

　　(3) 自主性高功能甲状腺结节或腺瘤，又称毒性甲状腺腺瘤

　　(4) 甲状腺癌甲亢

　　(5) 碘甲亢

　　(6) 新生儿甲亢

2.垂体性甲亢（TSH 甲亢）

　　(1) 垂体瘤（TSH 瘤）致甲亢

　　(2) 非垂体瘤致甲亢（下丘脑-垂体功能紊乱）

3.异位性 TSH 综合征（绒毛癌、葡萄胎、支气管癌及直肠癌等均可分泌 TSH 样物质引起甲亢）

4.卵巢甲状腺肿甲亢

5.症状性甲亢又称甲状腺毒症、假性甲亢

　　(1) 药源性甲亢（甲状腺激素服用过多）

　　(2) 甲状腺炎（亚急性甲状腺炎、无痛性甲状腺炎、放射性甲状腺炎等）

（一）病因及发病机制

　　本病已确定是一种自身免疫性疾病，但其病因及发病机制尚未完全阐明。Graves 病的基本病理是甲状腺功能亢进，合成及分泌甲状腺激素过多。而这一变化是基于血液存在类似 TSH 的刺激物，刺激甲状腺导致功能亢进。现在认为这种刺激物质就是 TSH 受体抗体（TRAb），该物质能刺激甲状腺增强功能，促进组织增生，作用缓慢而持久。许多证据提示 TRAb 是由于辅助 T 淋巴细胞致敏，刺激 B 淋巴细胞分泌的。它是本病淋巴细胞分泌的 IgG，其对应抗原为 TSH 受体或邻近甲状腺细胞浆膜面部分。TRAb 为

一种多克隆抗体，分为两类，一类是兴奋型或刺激型抗体：①甲状腺刺激免疫球蛋白（TSI）或称甲状腺刺激抗体（TSAb）。②甲状腺生长免疫球蛋白（TGI）。另一类是抑制型或封闭型抗体：①甲状腺刺激抑制免疫球蛋白（TSII）或称甲状腺刺激阻断抗体（TSBAb）。②甲状腺生长抑制免疫球蛋白（TGII）。当 TSI 与甲状腺细胞结合时，TSH 受体被激活，导致腺苷环化酶被激活，致使 cAMP 增多。cAMP 作为第二信使兴奋甲状腺功能，促使甲状腺激素合成、分泌增多，表现临床甲亢，其作用与 TSH 酷似。而 TGI 对甲状腺的刺激作用，只表现甲状腺细胞的增生肿大，不促进甲状腺激素的合成及释放。当 TSI 及 TGI 同时增高时，患者既有甲亢又有甲状腺肿大，而以 TSI 增高为主时，则可只有甲亢而无甲状腺肿大。

综前所述，甲亢发病的自身免疫监护缺陷假说的主要内容是，甲亢患者体内特异性抑制 T 淋巴细胞存在基因缺陷，致使辅助 T 淋巴细胞与抑制 T 淋巴细胞的平衡功能失调，导致辅助 T 淋巴细胞不受监护、抑制，不适当地致敏、刺激 B 淋巴细胞产生抗自身抗体（TRAb），引发甲亢。尽管这一假说，对甲亢某些特异免疫变化不能完全解释，但 TRAb 在甲亢致病的意义是肯定的。

甲亢的家族聚集、遗传易感性是明显的，因自身免疫监护缺陷也受基因控制，同卵双胞儿甲亢的共显率可达 50%，异卵者 3%～9%。有人发现本病发病与特定某些组织相溶抗原（HLA）有关。同一疾病不同人种 HLA 类型各异，如高加索人为 HLA-138，日本人为 HLA-B35，中国人为 HLA-Bw46。基因位点 Gm 是控制 IgG 的同种异形决定簇，甲亢与 Gm 基因有关。有试验表明 T 细胞受体基因也存在甲亢易感性的位点。以上均说明甲亢与遗传有关。

临床上经常遇到因重大精神创伤而诱发甲亢的病例，常见的有惊恐、悲愤、暴怒等突发情绪亢奋或长期劳累及抑郁等。目前认为情感变化可导致抑制 T 淋巴细胞群功能失常，也可促进细胞毒性产生，继而引起一系列自身免疫学改变，最后引发甲亢。

感染引起甲亢是人们很感兴趣的课题，近年来进行了感染因子与自身免疫性甲状腺疾病的大量研究，观察到细菌或病毒可通过三类机制引发甲状腺自身免疫性疾病。①分子模拟，感染因子和 TSH 受体间在抗原决定簇上有相似的分子结构，感染因子引起 TSH 抗体对自身 TSH 受体的交叉反应。如近年来发现甲亢患者中，结肠炎耶尔森菌抗体检出率很高（72％），它具有与 TSH 受体相似的抗原决定簇。②感染因子直接作用于甲状腺和 T 淋巴细胞，通过细胞因子诱导二类 HLA-DR 在甲状腺细胞表达，向 T 细胞提供自身抗原作为免疫反应对象。③感染因子产生超抗原分子，诱导 T 淋巴细胞对自身组织起反应。

（二）病理解剖

1.甲状腺

多呈弥漫性、对称性肿大，以双叶增大为主，或伴有峡部肿大。质脆软至坚韧，包膜表面光滑、透亮，也可不平或呈分叶状。甲状腺内血管增生、充血，使其外观呈鲜牛肉或猪肝色。腺滤泡细胞增生肥大，从立方形变为柱形，并可形成乳头状折皱突入泡腔，腔内胶质常减少或消失。细胞核位于底部，可有分裂相。高尔基器肥大，内质网发育良好，核糖体、线粒体常增多。这些现象均提示腺细胞功能活跃，处于分泌功能亢进状态。滤泡间组织中淋巴组织呈现不同程度的增生，可以是弥漫性淋巴细胞浸润或是形成淋巴滤泡，或表现淋巴组织生发中心。

2.眼

突眼患者，球后组织常有脂肪浸润、眼肌水肿增大，纤维组织增多，炎细胞浸润，糖胺聚糖（glycosaminoglycan，GAG）沉积及透明质酸酶增多，并有淋巴细胞及浆细胞浸润。眼球肌纤维增粗、纹理模糊、脂肪增多、肌纤维透明变性、断裂及破坏，肌细胞内也有 GAG 增多。

3.胫前黏液性水肿

病变皮损光镜下可见黏蛋白样透明质酸沉积，伴多数带有颗粒的肥大细胞、吞噬细胞和含有增大的内质网的纤维母细胞浸润；

电镜下见大量微纤维，伴糖蛋白及酸性糖胺聚糖沉积。

4.其他

骨骼肌及心肌有类似眼肌的上述变化，但改变较轻，久病者肝内可有脂肪浸润、灶状或弥漫性坏死、萎缩、门脉周围纤维化乃至肝硬化，少数患者可有骨质疏松。

（三）病理生理

甲状腺激素分泌过多的病理生理作用是多方面的，近年研究认为，甲状腺激素可促进磷酸化，主要通过刺激细胞膜的 Na^+-K^+-ATP 酶（即 Na^+-K^+ 泵），该酶在维持细胞内外 Na^+-K^+ 梯度过程中，需大量能量以促进 Na^+ 的主动转移，以致 ATP 水解增多，从而促进线粒体氧化磷酸化反应，结果氧耗及产热均增加。甲状腺激素主要促进蛋白质合成、促进产热作用，与儿茶酚胺具有相互促进作用，从而影响各种代谢和脏器功能，如甲状腺激素增加代谢率，加速多种营养物质的消耗，肌肉也易消耗。两者的协同作用，还可加强儿茶酚胺在神经、血管和胃肠道上的直接刺激作用。非浸润性突眼可能由交感神经兴奋性增高引起，浸润性突眼原因不明，可能和自身免疫有关（甲状腺球蛋白-抗甲状腺球蛋白免疫复合物与球外肌肉结合后引起肌肉病变），球后组织淋巴细胞浸润，以及血中存在突眼抗体均为自身免疫病变说法的佐证。

（四）临床表现

本病多数发病缓慢，少数在精神创伤、感染等刺激后急性起病。临床表现多样，老年、小儿患者多表现不典型，典型者表现甲状腺激素过多所致高代谢症候群，甲状腺肿及突眼。

1.甲状腺激素过多症候群

（1）高代谢症：由于 T_3、T_4 分泌过多，促进物质代谢加快，氧化加速、产热、散热明显增多，表现怕热、多汗，皮肤潮湿红润（特别于手足掌、脸、颈、胸前、腋下明显）。低热、甲亢危象可表现高热，T_3、T_4 可促进肠道吸收碳水化合物加速糖元分解，使血糖升高；T_3、T_4 可促进脂肪分解、氧化，胆固醇合成转化增加，表现消瘦、乏力、血胆固醇含量降低。

（2）神经系统：神经过敏、容易激动、多言多动、多疑多虑、失眠难入睡、思想不集中、记忆力减退，有时有幻觉，甚至有亚躁狂症。偶有表现为神情淡漠、寡言抑郁。也可有手、眼睑和舌的细微震颤，腱反射亢进。

（3）心血管系统：可有心悸、胸闷、气短，严重者可发生心脏病。体征有：①心动过速（90～120次/分），常为窦性，休息及睡眠时仍快。②心尖部第一音亢进，常有Ⅰ～Ⅱ级收缩期杂音。③心律失常以过早搏动，尤其房性多见，也可为室性及交界性，还可发生阵发性或持久性心房纤维颤动或心房扑动，偶有房室传导阻滞。④心脏增大，如有房颤或增加心脏负荷时则易发生心力衰竭。⑤收缩压上升舒张压下降脉压增大，有时出现周围血管征，如水冲脉、毛细血管搏动等。

（4）消化系统：常有食欲亢进、多食消瘦。老年甲亢及有胃肠道疾病的人可有食欲减退，甚至厌食。由于胃肠道蠕动快，消化吸收不良而排便次数增多，大便不成形含较多不消化食物，少有脂肪泻。病情重者，可有肝肿大、肝损害，偶发黄疸。

（5）肌肉骨骼系统：多数患者有肌无力和肌萎缩，呈现慢性甲状腺亢进性肌病，首先受累主要是肩胛与骨盆带近躯体的肌群。有不少的病例伴周期性麻痹症。我国及东方黄种人青年男性多见，原因不明。有人认为甲亢是甲状腺激素增进 Na^+-K^+-ATP 酶活性可以引起钾进入细胞增加，而钠移出细胞增加，结果出现血钾降低，导致肢体麻痹。其发作诱因往往是饱食、甜食、疲劳、精神紧张等，多于夜间发作。伴重症肌无力者，可发生在甲亢前后，或同时起病，二者同属自身免疫性疾病，可发生于同一有自身免疫缺陷的患者。

本病可影响骨代谢，使钙脱失过多导致骨质疏松，尿钙增多血钙多正常，病程长久患者可发生病理性骨折，故应测量骨密度。偶可见到甲亢患者的手指、足趾肥大粗厚，外形杵状，甲软与甲床分离，X线片上显示骨膜下新骨增生，似肥皂泡沫样粗糙突起，是一种增生性骨膜下骨炎称 Graves 病肢端病，确切病因尚未明了。

（6）生殖系统：女性患者常有月经减少，周期延长，甚至闭经，但仍有部分患者可妊娠、生育。男性多有阳痿，偶有男子乳房发育症，催乳素及雌激素水平增高。

（7）内分泌系统：T_3、T_4过多除影响性腺外，尚促肾上腺皮质功能早期活跃，而重症、危象时，功能相对减退甚至不全，垂体分泌 ACTH 增多，血浆皮质醇正常，但运转和利用增快，清除率可增大。

（8）造血系统：周围血中白细胞总数偏低，淋巴细胞的绝对值及百分比及单核细胞增多，血小板寿命较短，有时出现紫癜，血容量大偶可见贫血。

（9）皮肤：少部分患者可有典型对称性黏液水肿样皮损，不是甲功减低。多见于小腿胫前下段，有时也可见于足背、膝部、上肢甚至面部。初起呈紫红色皮肤粗糙，以后呈片状或结节状突起，最后呈树皮状，可有继发感染和色素沉着。

2.甲状腺肿

多数患者呈弥漫性对称性肿大，少数为非对称性肿大，个别患者甲状脖可无明显肿大，甲亢病情轻重与肿大程度无明显关系。病程早期甲状腺软如豆腐，病程长者可韧如橡胶；左右叶上下极可触及震颤和听及血管杂音，是诊断本病的重要特殊性体征，但要注意甲状腺血管杂音与颈静脉杂音加以区别。罕见有甲状腺肿大延伸于胸骨后者，核素甲状腺显像可确诊。

3.眼症

突眼分以下两种：

（1）非浸润性突眼，又称良性突眼，是甲亢突眼的大多数，眼球突出度一般不超过 18 mm（正常＜16 mm），且多为两侧对称性突出，可一侧突眼发病先于另一侧。突眼为交感神经兴奋眼外肌群和上睑肌张力增高所致，眼球后组织病变不明显，主要改变为眼睑及眼外部的表现，有四个眼症：①OStellwag 征：眼裂增宽，少瞬凝视炯炯有神。②Mobius 征：眼球内侧聚合不能或欠佳。③Grade 征：因上睑后缩，向下看时眼睑不能随眼球下落。

④QJoffroy 征：眼向上看时，前额皮肤不能皱起。

（2）浸润性突眼，又称内分泌突眼，眼肌麻痹性突眼或恶性突眼。较少见（仅占 5%），病情较严重，常见于甲亢不明显或无高代谢症候的患者。突出度在 19 mm 以上，甚至达 30 mm，双侧多不对称，相差可达 2～5 mm，有时也可只一侧突眼。患者常有视力疲劳、异物感、怕光、复视、视力减退，甚至眼部胀痛、刺痛、流泪、眼肌麻痹视野变小、斜视、眼球活动度变小或固定。突眼严重者，眼睑水肿不能完全闭合。结膜、角膜外露易引起充血、水肿，可形成角膜溃疡或全眼球炎，以致失明。这些主要由于眼外肌和球后组织体积增加，淋巴细胞浸润和水肿所致。

（五）特殊临床表现

1.甲状腺危象

甲状腺危象是甲亢病情严重的表现，可危及生命。在甲亢未予治疗或治疗不当未有效控制情况下，遇到以下诱因：精神创伤、过度劳累、急性感染、心肌梗死、药物中毒、高温酷热、大中手术及甲亢术前准备不充分等，均有可能发生甲亢危象。除淡漠型甲亢外，危象发生前往往可有危象先兆，主要有：①全身症状：严重乏力、烦躁不安、多汗、体重明显下降、发热体温在 39 ℃以下。②心血管症状：明显心悸，活动后气短、心率加快，常超过120 次/分、脉压增大，出现心律不齐。③食欲亢进消失、食欲不振、恶心、呕吐、腹泻、肝功能受损。当出现先兆未予重视或及时处理则可发生危象。临床表现有：

（1）全身表现：高热 39 ℃以上，极度多汗、皮肤潮红、脱水者则可出现汗闭、面色苍白。

（2）心血管系统：心速更快 140～160 次/分以上，常伴有早搏、房颤、心房扑动、室上性心动过速、房室传导阻滞，可出现心衰。

（3）消化系统：恶心、呕吐、腹泻加剧，可出现黄疸、肝功受损明显。

（4）神经系统：极度烦躁不安、精神变态，严重者昏迷或谵妄。淡漠型甲亢的危象,则可表现神志淡漠、嗜睡、软弱无力、体温低、心率慢,重者也可昏迷。

危象实验检测与甲亢相仿,T_3 增高较明显,故不能单纯认为危象是由甲状腺激素产生过多造成,而可能是由于患者体内与蛋白结合的甲状腺激素转化为游离的甲状腺激素过多所致,因只有游离激素具有生物活性。另外原因可能与交感神经兴奋性或反应性增高有关。此外白血细胞增高,肝、肾功能可出现异常。

2.浸润性突眼

浸润性突眼又称恶性突眼性 Graves 病,水肿性突眼及眼球麻痹性突眼,甲功正常性 Graves 病,为区别其他疾病造成的突眼,有的学者建议称内分泌性浸润性突眼。本病是 Graves 病的特殊临床体征之一,发病率占甲亢的 5%～10%,男性多于女性,40 岁以上多发。其发病与体液免疫和细胞免疫的联合作用有关:①体液免疫:一般认为本病是自身免疫性疾病,眼部及甲状腺存在着共同的抗原决定簇,TSH 受体抗原,甲状腺球蛋白-抗甲状腺球蛋白抗体免疫复合物,抗某些细菌及病毒等外来抗原的抗体等可能参与发病。最近有资料支持眼窝组织内有脏器特异性抗原,属独立的脏器特异性自身免疫性疾病。本病患者的血清中已检出眼外肌的 64 kDa 蛋白及其特异抗体,推测该种蛋白与突眼症发病有关。②细胞免疫:对患者的眼外肌内浸润的 T 细胞的研究表明,该种 T 细胞有认别眼外肌抗原的功能,能刺激 T 细胞增殖和产生移动抑制因子。约有半数患者存有抗体依赖性细胞介导细胞毒作用(ADCC)。突眼症患者 NK 活性多低下,故自身抗体生成亢进。③球后成纤维细胞的作用:IGF-I 和成纤维细胞生成因子(FGF)有刺激成纤维细胞作用。免疫组化染色证明眼外肌、脂肪细胞、炎症浸润细胞中存在 IGF-1,考虑与发病有关。成纤维细胞活性增强,特别是黏多糖有较强的吸水性,进而使脂肪组织、眼外肌间质水肿。浸润性突眼发病可急可缓,可伴有高代谢症群也可不伴有,突眼可出现于高代谢症群之前,也可在其后。突眼可为进行性双侧或单侧,双侧突眼往往不一致,眼突度多较良性突眼为高,可在 19～20 mm 以上，且多有眼部症状，如眶内、眶周围组织充血、眼睑水肿、伴有眼球转动受限，伴斜视、复视，严重时球结膜膨出、红肿胀痛、畏光、流泪、视力减退等。由于眼睑收缩，眼球突出，眼睑不能完全闭合，角膜暴露时，可引起角膜干燥，发生炎症、溃疡，继发感染。可因角膜穿孔而失明，当然角膜受累可因治疗而不出现严重结果。少数患者眶内压力增高，影响视神经血供，可引起一侧或双侧视神经乳头水肿、视神经炎及球后神经炎，乃至神经萎缩丧失视力。突眼轻重与甲亢病情轻重无一定关系，部分浸润性突眼患者伴发胫前黏液性水肿皮损或伴发甲亢肢端病，部分突眼不重者也可有眼肌麻痹，而眼球转动失灵。为了估计病情和判断疗效，根据突眼的临床表现，将内分泌突眼分为二类 6 个级别（见表 5-2）。

表 5-2　内分泌突眼分类及分级

分类	分级	临床表现
单纯性突眼	(1)	有眼症，上睑收缩、凝视、轻度突眼，突眼度＜18 mm，无明显症状。
浸润性突眼	(2)	有明显症状，异物感、怕光、流泪、球结膜充血及水肿，眼睑增厚，眼突度 18～22 mm。
	(3)	突眼明显，眼突度＞22 mm。
	(4)	眼肌受累，眼球活动障碍。
	(5)	角膜受累，角膜炎、溃疡等。
	(6)	视神经病变，视力低下或丧失。

内分泌突眼的诊断一般较易确定，但临床遇到无明显甲亢症状体征，实验室资料又不明确时，要进行鉴别诊断。单侧突眼可见于眼眶肿瘤、血液病眼眶内浸润、眼球后出血、海绵窦或眼静脉血栓形成，静动脉-海绵窦瘘；双侧突眼可见于尿毒症、肝硬变、慢性肺部疾病、家族遗传性突眼；可单可双侧突眼可见于近视及某些垂体瘤。关键的鉴别检测是 T_3 抑制试验和 TRH 兴奋试验，当 T_3 抑制试验显示不受抑制或 TRH 兴奋呈低平曲线时，往往内

分泌突眼就可成立。而 X-CT、MRI 等影像检查也有助于鉴别。一般认为以下因素可加重突眼：①甲亢控制过快，抗甲药物用量过大，又未加用甲状腺片。②甲亢控制过头产生甲减。③原有浸润性突眼，采用手术治疗。④严重甲亢伴突眼未予以治疗。

浸润性突眼的转归及结局，一般如得到适当的保护和治疗，常在半年到三年内逐渐稳定和缓解，软组织受累症状和体征往往消失或减轻，但常遗留眼睑挛缩及肥厚，眼突及眼肌纤维化。5 级、6 级突眼遗留问题可能更多。

3.甲亢肌病

（1）慢性甲亢性肌病：临床较多见，甲亢患者多有消瘦，包括肌肉不同程度的无力萎缩，并有进行性加重趋势，称此种情况为慢性甲亢性肌病。起病缓慢，早期最多累及近端肌群和肩或髋带肌群，其次是远端肌群进行性肌无力、消瘦甚至萎缩，患者以肌无力表现突出，严重者日常生活都受到影响，如上楼困难，甚至蹲下不能迅速起立，需扶物借助上肢力量才能站起，梳头和提物都会出现困难，用新斯的明治疗无效。此病与甲亢关系未明，可能由于过多的 T_3、T_4 作用于肌肉细胞线粒体，发生肌细胞水肿变性。因近端肌群的肌肉由红肌组成，此红肌肉有丰富的线粒体，故本病最早受累为近端肌群。

（2）甲亢伴周期性麻痹：甲亢患者中约有 4% 出现下肢或四肢麻痹，患者多见于东方年轻男性，发作时多有血钾过低，发病的可能机制为，甲亢时 Na^+-K^+-ATP 酶活性增高，可引起钾进入细胞内增加，钠移出细胞增加，从而出现血钾降低，而导致肢体麻痹。主要诱因有饱食、甜食、劳累、精神紧张和胰岛素静脉滴注。本病多于夜间发作，发作频度不尽一致，少者一年仅数次，多者一天数次，发作时间和长短不一。本病大多为可逆病变，甲亢治愈后往往不再发作，若仍频发者，甲亢可能不是肢体麻痹的病因，因家族性周围性麻痹常与甲亢同时存在。

（3）甲亢伴重症肌无力：重症肌无力是一种肌肉神经间传递功能障碍的疾病。肌肉中可检出自身性抗体，发病可能与自身免疫失常有关。主要累及眼部肌群，有睑下垂、眼球转动障碍和复视，还可累及呼吸肌、颈肌和肩胛肌，主要表现受累肌肉易疲劳，越活动肌无力越重，休息后力量恢复，故有朝轻暮重，用新斯的明有良好疗效。甲亢与重症肌无力可同时存在，但多数学者认为甲亢不直接引起重症肌无力，仅是一种偶合，可能两者先后或同时存在于对自身免疫有遗传缺陷的同一患者中，故甲亢治愈后，重症肌无力多无明显改善。

（4）急性甲亢肌病：临床较罕见。甲亢未及时治疗并发生感冒、肝炎等诱发因素，以致出现甲亢危象。病情急骤，可影响延脑及脑神经，出现说话和吞咽困难、发音不准、呼吸困难，由于甲亢危象还可出现神志不清、谵妄、躁动。有人称此为急性甲亢肌病或急性甲亢脑病。本病如能迅速确诊，并有效控制甲亢，临床症状可以消失，病情可能恢复。

（5）眼球麻痹性突眼：本病系浸润性突眼的表现，当眼部肌群受累及而出现麻痹后，眼球活动障碍或眼球偏于一侧，伴斜视或复视，本病治疗效果不十分理想。

4.老年性甲亢

老年甲亢发病率我国北京医院报告为甲亢的 4.7％，国外报告，住院者老年甲亢发生率 0.7％～6％，门诊甲亢患者老年占 15％左右。老年甲亢主要病因为毒性多结节性甲状腺肿和自主性高功能腺瘤，Graves 病相对较少。

临床表现：大多起病缓慢，甲亢不典型，1/3 患者甲状腺不肿大，仅有 1/5～1/4 可闻甲状腺血管杂音，很少伴有突眼眼症。但淡漠型甲亢多见（30％～40％），原因可能是甲亢不典型，长期未予诊断和治疗，机体消耗所致，也有人解释为老年人交感神经对甲状腺激素不敏感或是儿茶酚胺耗竭所致。心血管系统表现：心率多不快，40％在 100 次/分以下，11％在 80 次/分以下，常伴有缺血性心脏病、心绞痛、节律紊乱，如心房颤动发生率很高可达 1/2，有随年龄增加而增多趋势。房颤时心率仍不超过 100 次/分，老年甲亢心脏异常约占 70％。消化系统主要出现厌食，而食欲亢进者少见，厌食原因：老年人胃酸缺乏或有萎缩性胃炎或抗胃壁细胞存在，或 TH 作用下蛋白基质不足，脱钙血钙升高及心衰等。神经、肌肉、骨骼改变较具特点，肌肉软弱无力和筋疲力尽是老年甲亢主要症状，上楼、起立都感困难，腱反射消失或减弱，老年震颤存在，但可由多种原因引起，不具有诊断特殊性。骨骼脱钙，是老年甲亢的特点，尤其绝经期妇女，可表现骨质疏松及病理性骨折。此外，老年甲亢临床表现常以一个系统为主，称为单一系统性。由于老年甲亢临床特异性差，因此实验室检查至关重要，如 sTSH、FL、FT_4、TSAb 测定，甲状腺吸^{131}I 试验及甲状腺核素显像对诊断和鉴别诊断有重要意义。

5.儿童甲亢

（1）新生儿甲亢：主要见于母亲患甲亢，甲亢孕妇血中存在促甲状腺素受体抗体（TRAb），可通过胎盘传给胎儿，使之发生甲亢，故出生时已有甲亢。一般多为暂时性，出生后 1～3 月自行缓解，少数可迁延数年。轻度无症状不必治疗，重者表现极度烦躁不安、易激惹、易饥饿、皮肤潮红、呼吸心率加快，可有突眼、甲状腺肿大、肝肿大，偶见黄疸，需治疗。第二型较少见，孕妇可无甲亢，多有家族史，症状可在婴儿期出现，往往不能自行缓解，可有智力障碍及颅骨发育异常，应及早治疗。

（2）儿童期甲亢：儿童期甲亢占甲亢发病数 1％～3％，3 岁以下少见，3～4 岁渐多，11～16 岁发病的儿童甲亢最多。其临床表现类似成人，可有甲状腺肿大、高代谢症群及突眼。儿童甲亢以毒性弥漫性甲状腺肿多见，几乎所有患儿生长速度明显增加，且青春发育期年龄比一般儿童提早。儿童甲亢治疗宜采用抗甲状腺药物治疗，一般不用外科手术或核素治疗。

6.甲亢与妊娠

甲亢患者与妊娠同时存在的情况，在临床上时有发生，如何诊断和处理至关重要，因正常妊娠时可有高代谢症群表现，如心率可增至 100 次/分，甲状腺稍增大，基础代谢明显增高，妊娠时雌激素水平增多，血中甲状腺结合球蛋白（TBG）明显增高，总

T_3、总 T_4 也可增高，但并非甲亢，这给诊断造成困难。一般认为妊娠期甲亢诊断有以下特点：①代谢增高和交感神经兴奋的症状更明显。②甲状腺肿大更显著，可伴有血管杂音及震颤。③伴有内分泌性突眼。④血清游离 T_3 及游离 T_4 增高，sTSH 明显降低，TSAb 检测阳性。甲亢对妊娠不利影响为早产、流产、妊毒症或死胎，而妊娠又可加重甲亢症状及增加心脏负担。妊娠不利影响为早产、流产、妊毒症或死胎，而妊娠又可加重甲亢症状及增加心脏负担。一般认为病情中度以下的甲亢可继续妊娠，因妊娠为一免疫相对静止期，甲亢此时多减轻和缓解，但重度甲亢则宜终止妊娠。治疗应采用抗甲药物丙基硫氧嘧啶且剂量不要过大，放射性核素体内检查及治疗绝对禁止。

7.甲亢与糖尿病

甲亢对糖代谢的影响有两个方面。即甲状腺激素过多时可有升糖作用也有降糖作用，前者的作用机制为：促进肠道吸收葡萄糖入血；促进肝糖原异生；拮抗胰岛素作用。后者的作用机制为：促进胰腺分泌胰岛素，其数量增加降糖作用加强；促进外周组织利用葡萄糖。但临床上甲亢患者血糖表现偏高，多数患者未达到糖尿病血糖水平。少数甲亢患者血糖升高可达到糖尿病较高水平，有人对此类患者称为甲亢继发性糖尿病，是由于超高量甲状腺激素拮抗胰岛素作用更强，并促进肠道吸收糖及糖元异生更多引起的血糖增高，导致糖尿病，经抗甲药物治疗，甲亢控制后，虽未加降糖药，血糖可完全恢复正常。

另一种情况，患者既有甲亢又有糖尿病，两者并存的解释是，两病可能具有和遗传有关的自身免疫共同基础，如甲亢患者近亲中糖尿病患病率高；甲亢与糖尿病可发生在同卵双胎中，糖尿病患者血中 TRAb 增高，甲亢妇女巨大儿阳性率高，糖尿病发病率也高等。本种糖尿病甲亢控制后，糖尿病不能痊愈，相反甲亢还可加重糖尿病，必须进行降糖药物治疗及同时进行甲亢治疗，因抗甲状腺治疗可减轻糖尿病。

（六）实验室检查

1.血清甲状腺激素测定

（1）血清游离甲状腺素（FT_4）及游离三碘甲状腺原氨酸（FT_3）：FT_3、FT_4 是血中甲状腺激素的活性部分，它不受血中 TBG 含量的影响，真实反映甲状腺功能状态。现已广泛用于临床，其敏感性及特异性明显超过总 T_3（TT_3）及总 T_4（TT_4）。由于 FT_3 的生物活性比 FT_4 强 3～5 倍，甲亢时代谢旺盛，FT_4 转变为 FT_3 加速，故甲亢 FT_3 升高较 FT_4 早且增高幅度大，因而 FT_3 比 FT_4 诊断甲亢更灵敏。

（2）血清总三碘甲状腺原氨酸（TT_3）及总甲状腺素（TT_4）：TT_3、TT_4 测定是传统的判定甲状腺功能，尤其是临床筛选甲亢的重要指标，其结果虽然受到 TBG 含量的影响，但临床上影响 TBG 含量的情况不太多，再加本测定技术成熟、较准确与甲亢符合率较高，故目前仍常规应用，是判定甲状腺功能的重要检测。TT_3 与 TT_4 变化常是一致的，但甲亢早期或甲亢复发初期 TT_3 上升比 TT_4 更明显，故认为 TT_3 是诊断本病的敏感指标，对甲亢早期诊断、疗效观察及作为复发先兆均有较大意义。

（3）血清反 T_3（rT_3）：rT_3 是甲状腺素在代谢中脱碘后的产物，在其结构式中与 T_3 仅是碘原子的位置不同，故称反 T_3。它无生物活性，但在血中与 T_3、T_4 维持一定比例，含量与 T_3、T_4 变化一致。甲亢患者 rT_3 明显升高，抗甲状腺治疗后，病情好转 rT_3 下降，rT_3 不下降者复发率高，但要注意在低 T_3 综合征及服用乙胺碘呋酮后，rT_3 也明显增高。

2.TSH 免疫放射测定分析（sTSH IRMA）

免疫放射测定分析（IRMA）是检测 TSH 目前最灵敏的方法，因此又称高灵敏 TSH 测定（sTSH, sensitive TSH）。一般 TSH 正常值 0.4～3 $\mu U/mL$，本法灵敏度可达 0.03 $\mu U/mL$，甲亢时 TSH 明显降低，因此 TSH 检测对甲亢诊断意义较大。由于 RIA（放射免疫分析）法测定的 TSH 下限值太高，对甲亢诊断意义不大，因此目前 RIA 测定 TSH 法已不适于甲亢诊断。目前各大医院开展的自动发光法也是高灵敏的 TSH 检测法。

3.促甲状腺素释放激素（TRH）兴奋试验

对于临床不典型、一般检测也难确诊的甲亢可疑者，可进行本试验，其基本原理为，甲亢时，T_3、T_4 增高，反馈抑制 TSH 分泌，注射 TRH 后，垂体不被兴奋，TSH 分泌不增高，表现弱反应或无反应曲线。但甲功正常 Graves 病、垂体 TSH 分泌不足者，均可出现类似结果。本试验较甲状腺激素抑制试验安全，无不良反应，故可用于伴有冠心病及甲亢心脏病的患者。

4.甲状腺吸^{131}I试验

初诊甲亢（未用含碘及抗甲状腺药物），本检测符合率可高达90％，其表现为吸^{131}I量多速快，即吸^{131}I值高及高峰在 24 小时以前出现。吸^{131}I数值大小与病情无关系，甲亢严重者多有吸^{131}I高峰前移。本试验对亚急性甲状腺炎、无痛性甲状腺炎等的诊断也有较大意义，因为这些疾病可有血中甲状腺激素升高，表现部分甲亢症状，但吸^{131}I率明显低于正常（＜5％），出现吸^{131}I降低，T_3、T_4 升高的分离现象。判断结果时要注意排除影响甲状腺吸^{131}I的疾病外各种因素。

5.甲状腺核素显像

甲亢患者进行核素甲状腺显像的意义在于：①了解甲状腺形态、大小及摄取核素功能，以辅助 Graves 病诊断。②发现甲状腺热结节，提供自主性高功能甲状腺腺瘤的诊断依据。③某些甲状腺炎引起的症状性甲亢，甲状腺核素显像可出现三种图像：放射性普遍性稀疏，放射性疏密（峰谷）相间分布，结节处放射性局部稀疏。④发现甲状腺癌及转移灶甲亢（滤泡癌）。

6.甲状腺抗体测定

（1）甲状腺过氧化酶抗体（TPO-Ab）、甲状腺球蛋白抗体（TGAb），大多呈中等水平升高，但无诊断特异性。

（2）甲状腺刺激抗体（TSAb）测定有重要意义，如可对初诊甲亢确立诊断；对 Graves 病与其他类甲亢进行鉴别；抗甲亢治疗后判定病情估计复发；对甲功正常 Graves 病确立诊断；对新生儿甲亢及产后甲亢确立诊断。

（七）诊断与鉴别诊断

1.诊断

典型病例诊断的确立是不困难的。对临床表现不典型的初期甲亢，老年、儿童甲亢等要密切结合实验室检查进行诊断。通常具有甲亢诊断意义的临床表现是怕热、多汗、易于激动、食多伴瘦、静息时心动过速、特殊眼征、甲状腺肿，如伴甲状腺血管杂音、震颤更有诊断意义。甲亢的检验检查表现为 T_3、rT_3 及 T_4 血含量增高，尤其 FT_3、FT_4 结果更为可靠，T_3 升高比 T_4 升高更明显，因而甲亢早期 T_4 尚未升高时，T_3 及 rT_3 已有明显升高。高灵敏 TSH 检测对甲亢的诊断也很敏感，甲亢时 TSH 含量明显降低，而 TRH 兴奋试验，甲亢时则出现弱反应或无反应曲线。

2.鉴别诊断

（1）甲亢病因鉴别：有甲状腺结节的甲亢患者要与自主性高功能甲状腺腺瘤及毒性多结节甲状腺肿鉴别。前者甲亢较轻无突眼，甲状腺核素显像出现热结节，结节外甲状腺组织被抑制；后者甲亢也较轻，起病缓慢甲亢症状多在结节形成后的数年出现，50 岁以上患者多见，核素显像放射性分布不均匀，可集中于数个散在的结节上，结节外组织有轻度抑制；亚急性甲状腺炎甲亢症状不典型，甲状腺疼痛明显，且甲状腺吸^{131}I 明显低于正常（5%以下）；桥本氏甲状腺炎甲亢时，除症状较轻外，TPOAb 或TMAb 及 TGAb 明显增高；地方性碘甲亢有明显的高碘饮水、高碘饮食的地域性分布，散在性碘甲亢则有明显的高碘摄入病史，除临床表现轻、无突眼外，去除碘源后多能自行缓解；甲状腺癌甲亢可有三种情况：①甲状腺癌为滤泡癌。②甲状腺癌灶与甲亢病变同时存在。③转移癌甲亢。在病因学鉴别时都要有所了解。

（2）其他疾病鉴别：①单纯性甲状腺肿：有甲状腺弥漫性或结节性肿大，但无甲亢症状和体征，T_3、T_4 多正常，sTSH 及TRH 兴奋试验正常。②自主性高功能甲状腺结节：结节核素显像呈热结节，周围甲状腺组织为完全或部分抑制，T_3 或 TSH 介入显像，显示热结节不受 TSH 调节呈自主性。③神经官能症：可有部分甲亢症状如精神神经、心血管症侯，但无典型高代谢症群，甲状腺肿及突眼，实验检测甲功正常。④其他：低热、盗汗及消瘦、衰弱，要与结核及肿瘤鉴别；腹泻长期不愈，要与慢性结肠炎鉴别；心速、心律失常，要除外其他心脏病；单侧突眼要除外眶内肿瘤、血液病眶内浸润、眼球后出血等症。

（八）治疗

1.一般治疗

由于甲亢时机体代谢加快，消耗增加，应适当休息，避免重体力劳动，并要补充足够的热量及营养。为此，要增加糖、蛋白质及维生素 B 的摄入，补充的主要手段应为饮食，这是最经济、方便的。有精神紧张、不安和失眠较重患者，可给予心得安、镇静药物对症治疗。

2.抗甲亢治疗

甲亢治疗主要有三种方法。内科抗甲状腺药物治疗、放射性核素（^{131}I）治疗及手术治疗。三种方法各有优缺点，每种方法有特定的适应证，临床医师要正确掌握适应证，根据患者具体情况，建议选择最佳治疗方案。

（1）抗甲状腺药物：种类较多，临床应用最多的是硫脲类药物，主要有甲基硫氧嘧啶（methyl thiouracil，MTU）、丙基硫氧嘧啶（propyl thiouracil，PTU）、他巴唑（methimazole，MM）及甲亢平（卡比马唑，carbimazole，CMZ）。过氯酸钾及硫氰酸盐也曾用于临床，因毒性大，如引起肾病和再生障碍性贫血，现已不用于治疗甲亢。锂化合物因可阻止 TSH 和 TRAb 对甲状腺作用，故也单独或与放射性碘联合应用治疗甲亢，也因毒性作用较大，如引起肾性尿崩症、精神抑制等严重副反应，现已不经常应用。作为第一线抗甲状腺药物，他巴唑及丙基硫氧嘧啶临床应用最为普遍。硫脲类药物的药理作用为，抑制甲状腺过氧化物酶活性，抑制碘离子转化为活性碘，影响酪氨酸的碘化及碘化酪氨酸的偶联，从而妨碍甲状腺激素合成。近年研究发现丙基硫氧嘧啶

尚有阻止 T_4 向 T_3 转化及改善自身免疫异常的功能。此类药物对已合成的甲状腺激素无作用，故用药后数日血中甲状腺激素降低时，才能出现临床效果。

1) 适应证：原则上适于各种甲亢患者。主要有①青少年、儿童及老年甲亢。②甲亢症状较轻，甲状腺肿大中度以下。③妊娠妇女。④术后复发又不适放射碘治疗。⑤甲亢伴严重突眼。⑥甲亢伴心脏病或出血性疾病。⑦手术及放射碘治疗的准备及辅助治疗。不适于继续本药治疗的情况有：①有严重过敏或毒性反应。②正规治疗两个疗程后又复发。③甲亢病情严重，且药物疗效不佳。④任何原因难以坚持长期用药及复诊。⑤甲状腺巨大或伴有多结节或自主高功能结节。

2) 服药方法：治疗分控制、减量及维持三个阶段。控制症状的用药量要根据病情严重程度，一般剂量丙基硫氧嘧啶为 $300\sim450$ mg/d，他巴唑为 $30\sim45$ mg/d，病情较轻者丙基硫氧嘧啶 $100\sim200$ mg/d，他巴唑 $10\sim20$ mg/d，病情严重者亦以丙基硫氧嘧啶不超过 600 mg/d，他巴唑不超过 60 mg/d 为宜，尤其严重突眼及合伴妊娠者剂量更宜较小。控制症状阶段历时 $4\sim12$ 周，一般控制症状及 T_3、T_4 恢复正常需 $4\sim8$ 周，达到上述目标后，宜再巩固两周后方进入减量阶段。若服药 4 周后症状及检验均无改善，则应增加剂量。减量阶段历时 $4\sim6$ 周，减量应逐渐减小，可每 5 天减 5 mg（他巴唑），直至减到维持量 $5\sim10$ mg/d，维持量阶段历时 1 年至数年，维持量结束前可减至 $2.5\sim5$ mg/d，再维持 4 周而停药。合适维持量的标准应为：①甲亢症状不复出现。②心率维持正常。③体重回升后稳定于病前标准。④T_3、T_4、TSH 检测正常。

关于服药方法，传统服药为日剂量分次服用，新方法为一次服入，有学者对比他巴唑两法疗效相似。但一般认为一次服入法仅适于他巴唑及甲亢平，而甲基硫氧嘧啶或丙基硫氧嘧啶仍以分次服入为好。因后者生物效应时间较短，另外有些学者主张小剂量治疗，他巴唑 15 mg/d，丙基硫氧嘧啶 150 mg/d，并将日剂量一次服入。但多数学者认为病情较重者，仍以传统剂量和服法为好。

　　坚持正规服药的病例可得到缓解，而长期缓解的病例，往往有以下条件：①剂量不大就可使病情缓解。②甲状腺较短时间就恢复正常大小、杂音消失。③突眼减轻明显。④血清 TSAb 恢复正常或下降明显。⑤T_3 抑制试验或 TRH 兴奋试验恢复正常。近年来文献报告本类药物治疗甲亢复发率有上升趋势，可达 50%～80%，分析与机体摄入碘量增加有关。有人观察到在长期缓解的 Graves 病患者中，甲减的发生率约为 20%，发病可早可晚，分析为桥本氏甲状腺炎造成。治疗后甲状腺肿或突眼加重者，要分析是药量不足，还是药量过大，采取相应措施。

　　3）药物毒副作用：各种硫脲类药物发生不良反应的种类及机率近似。主要有白血细胞减少，严重时出现粒细胞缺乏症，以甲基硫氧嘧啶多见；他巴唑及丙基硫氧嘧啶相对较少。常见于用药后 1～3 个月内，也见于任何时间，故在用药初期每周应检测白血细胞一次。当白血细胞为 3.0×10^9～4.0×10^9/L 时，可在密切观察、监测下继续服用抗甲状腺药物，大多数病例经过一段时间，白血细胞有所上升。而白血细胞低于 3.0×10^9/L 或中性粒细胞低于 1.5×10^9/L 时，应停药加用升白血细胞药物，如维生素 B_4、鲨肝醇、利血平等，必要时应用强的松（10 mg，3/日）。白血细胞回升后，可考虑改用另一种硫脲类药物或其他疗法。粒细胞缺乏症是严重的毒副作用，如发生或治疗不及时，可危及生命。此症可发生于服药后任何时间，但 4～8 周多发，表现为发热、咽痛或感染。常见于大于 40 岁和服药剂量过大者，一旦可疑本症就应立即停药，进行抢救。

　　4）其他不良反应：药疹多为轻型的红色皮疹，一般不必停药，但少数可发生剥脱性皮炎等严重周身性皮损，必须停药，治疗剥脱性皮炎。少数患者服药后可有发热、关节痛、肌肉痛、头痛、胃肠道症状、肝功能受损，出现黄疸、肝炎甚至急性肝坏死。

（2）其他药物治疗。

1）碘剂：碘剂治疗甲亢，可迅速显效，但作用短暂（4周左右）不能持久。原因是：①碘可抑制合成的甲状腺激素释放到血中，服碘后24小时，患者往往就可出现症状好转。②碘可抑制甲状腺激素的合成，通过甲状腺的碘阻断作用（Wolff-Chaikoff效应）抑制T_3、T_4合成，但此效应持续4周左右就如现"脱逸"。对T_3、T_4的合成不再抑制，因此碘治疗甲亢作用是短暂的。③碘剂可使亢进的甲状腺血流减少，腺体缩小变硬。故目前碘剂只用于手术前准备，减少手术出血过多，而不作为甲亢的单独使用的决定性治疗手段。原则上讲甲亢患者服碘（包括中西药物和高碘饮食）不仅无益，而且有弊。因为：①碘治疗甲亢取得短暂疗效后，很快复发并加重，给硫脲类药物治疗造成困难，疗效降低。②用过碘的甲亢患者一旦出现危象，用碘合剂无效，给抢救造成困难。③长期服碘，给放射性碘诊疗造成困难。

2）β受体阻滞剂：也是一种有效的甲亢治疗药物，现临床上作为甲亢治疗辅助药物。本类药物可降低交感神经的兴奋性，减慢心脏的传导和对外周血中T_4向T_3转换有抑制作用，故可减轻患者心动过速、震颤、多汗、怕热等症状。但不能抑制甲状腺激素的合成或释放，甲状腺功能和肿大不能恢复。常用的药物为心得安10～40 mg，3～4次/d，有哮喘史、慢性肺心病、窦性心动过缓、Ⅱ度以上房室传导阻滞、充血性心力衰竭者禁用，可改为阿替洛尔、美托洛尔。甲状腺制剂，甲亢患者在抗甲状腺药物治疗过程中，部分患者出现甲状腺代偿性肿大，机制为抗甲状腺药物抑制甲状腺激素生成并阻止碘进入甲状腺，甲状腺以代偿性肿大补充摄碘不足及T_3、T_4合成不足。加服甲状腺片则可防止血中甲状腺激素下降过快，进而防止甲状腺肿，并对突眼有缓解作用。因此，大部分医生主张在甲亢好转时加用小剂量甲状腺制剂。临床常用者为甲状腺素（T_4）和甲状腺片。

（3）放射性[131]I治疗：放射性碘治疗甲亢已有50余年历史，至今世界上至少有100万例以上患者接受放射性碘治疗。经过半个多世纪的实践观察，证明^{131}I治疗甲亢是安全、简便、经济、疗效好及并发症少的方法。甲状腺具有高度选择性吸收^{131}I的功能，功能亢进的甲状腺组织吸收^{131}I更多。^{131}I放射的β射线，射程较短（2 mm），电离辐射仅限于甲状腺局部，不损伤周围组织。β射线使部分甲状腺组织抑制或破坏，减少甲状腺激素合成，达到缩小甲状腺、控制甲亢症状的目的。

1）适应证：①年龄20岁以上，病情中等的Graves病。②抗甲药物治疗无效，复发或药物过敏。③甲亢手术复发。④各种原因不能或不愿手术治疗。

2）禁忌证：①妊娠或哺乳期甲亢。②甲亢近期发生心肌梗死。

3）疗效及并发症：本法疗效已为国内外肯定，总有效率在90％以上，患者服^{131}I后3个月内逐渐改善症状，6～12个月症状消失及体征改善者占大多数。并发症主要有早发和晚发甲状腺功能减退症，服^{131}I后1年内发生的称早发甲减，大多可恢复，与服^{131}I量及个体敏感有关；服^{131}I后一年至数年产生晚发甲减、多难以恢复，要用甲状腺素替代治疗。此病发生与服^{131}I量无明显相关，可能与免疫功能异常有关，因Graves病、桥本氏病及特发性甲减同为甲状腺自身免疫性疾病，共存的自身免疫性抗体，可能是晚发甲减的致病原因。晚发甲减发病率，国内报告比国外低，第10年发病率13％～20％，年递增率1％～3％。

（4）手术治疗：手术治疗甲亢是一种很好的根治方法，缓解率在70％以上，但可引起多种并发症，复发率5％左右。

1）适应证：①中、重度甲亢，长期服药无效，停药后复发。②甲状腺巨大，有压迫症状。③毒性多结节性甲状腺肿，或毒性自主性高功能甲状腺腺瘤。④胸骨后甲状腺肿伴甲亢。

2）禁忌证：①浸润性突眼。②严重心、肾合并症。③妊娠早期（3个月前），晚期（6个月后）。

3）并发症：伤口出血、感染、甲亢危象、喉上、喉返神经损伤、甲状旁腺暂时或永久减退，甲减及恶性突眼加重。

3.甲状腺危象的治疗

甲状腺危象为少见而严重的甲亢并发症，死亡率高，应及时诊治，不能贻误。治疗原则为：

（1）减低甲状腺激素浓度治疗：①大剂量抗甲状腺药物：丙基硫氧嘧啶优于他巴唑，其有外周 T_4 转化 T_3 的抑制作用。丙基硫氧嘧啶 $150\sim300$ mg 或他巴唑 $15\sim30$ mg，每 $4\sim6$ 小时口服一次，不能口服者鼻饲给药。②碘剂：可迅速抑制 T_3、T_4 释放，疗效快捷。常用 lugoll 液，每次 $30\sim45$ 滴，每 6 小时一次。也可静脉点滴碘化钠，每日 $1\sim3$ g（碘化钠 1 g 溶于 500 mL 液体中）。如有胺碘苯酸效果更好，它尚可抑制外周 T_4 向 T_3 转化，从而降低甲状腺激素浓度。③换血浆或透析疗法：以上治疗二天仍无效者，可采用部分血浆交换或腹膜透析治疗，以清除血中过多的甲状腺激素。每次放血 $300\sim500$ mL，离心去除血浆后，将白细胞悬浮于乳酸盐复方氯化钠溶液中，再重新输入患者体内；尿毒症的患者可考虑用透析治疗。

（2）降低周围组织对甲状腺激素-儿茶酚胺的反应：常选用心得安 $20\sim80$ mg，每 6 小时口服一次，或利血平或胍乙啶，后两者有代替心得安之势，利血平肌注或口服每次 2 mg，每 6 小时一次；胍乙啶 $1\sim2$ mg/（kg·d），分次口服。用心得安监测心率，利血平及胍乙啶监测血压。

（3）其他治疗：降温、给氧。降温以物理降温为主，药物为辅，不要应用阿司匹林类，因阿司匹林可与 TBG 结合，使血中 T_3、T_4 被置换出，从而增加游离甲状腺激素水平。支持治疗不能忽视，补充水分、电解质、葡萄糖、维生素等。对兴奋、躁动、谵妄、抽搐患者，应给予镇静药物，苯巴比妥尚有加速 T_3、T_4 代谢作用，宜作为首选药物进行肌注，也可用安定肌注或水合氯醛保留灌肠。由于甲亢的肾上腺皮质激素分解加速，应激状态皮质素需要量增加，危象时皮质功能低下，皮质激素相对不足，再加此激素可抑制外周 T_4 向 T_3 转化，并且具有非特异性退热、抗毒、抗休克作用，故国内多主张甲亢危象时应使用肾上腺皮质激素，如氢化可的松 24 小时滴注 200～400 mg，或地塞米松 24 小时滴注10～30 mg。

4.浸润性突眼的治疗

因突眼病因及发病机制尚不十分明确，故尚无满意根治方法。在选择治疗时，应注意防止突眼恶化，如突眼严重者避免甲状腺次全切除术。有的资料证明突眼与吸烟有明显相关，故患者应戒烟以防止突眼加重。

（1）局部一般治疗：注意眼睛休息，戴保护眼镜，避免强光及外界各种刺激，睡眠时外用抗菌眼药水或药膏，用纱布或眼罩遮盖患眼，以防止角膜暴露干燥，继发炎症发生，单侧戴眼罩可减轻复视。高枕卧位，限制食盐及应用利尿剂可减轻眼睑水肿。用 0.5％甲基纤维素或 0.5％氢化可的松滴眼，可减轻局部刺激症状，严重病例如有结膜膨出明显如水泡者，可考虑暂时缝合患眼，以保护角膜，各种治疗无效时，可施行眼眶减压术。

（2）全身治疗：①甲状腺制剂：用于甲亢治疗过程中，同时对伴有突眼者，每日口服 40～80 mg 甲状腺片，直至收效，减量至每日20～40 mg，维持一年以上。②糖皮质醇：目前应用广泛，因其具有抗炎及免疫抑制作用，可改善眼部软组织肿胀的症状和体征。常用药物强的松剂量适病情而定，一般口服量40～120 mg/d，有眼外肌及视神经受累者，剂量更大。一般用药一个月见效后，可改为维持量每日10～20 mg，维持 3～6 个月，甚至一年。不良反应往往不可避免，要密切观察，调整用药。一般用药物初期疗效较好。其他免疫抑制剂如环磷酰胺、硫嘌呤、环孢素也可酌情试用。③眶部放射治疗：现在认为本治疗在大剂量免疫抑制及糖皮质醇治疗无效的病例进行，本法疗效多表现在眼部水肿、充血好转，突眼度改善多不明显，一般总剂量 20 GY，分十次照射，每次 2 GY。本法与免疫抑制剂同用，效果更佳。④血浆换血法：有人报告血浆换血法对病程较短，眼突急骤伴有软组织浸润，角膜病变或视力障碍者有一定效果。换血浆的机制为，可迅速去除作为病因的血浆抗眼外肌抗体，免疫球蛋白及免疫复合物等。此法实践尚少，确切效果尚待进一步研究。

5.妊娠期甲亢治疗

妊娠期合并甲亢如何处理，近年来有较新的认识，由于妊娠只加重甲亢患者的心血管负担，不加重甲状腺毒症本身的病情，而妊娠为一免疫相对静止期，即妊娠期间免疫反应趋于缓和，各种自身免疫疾病趋于缓解，甲亢也不例外。妊娠期 TSAb 含量下降，症状减轻或趋于缓解，抗甲状腺药物治疗需量很少。因此，妊娠合并甲亢的治疗原则是控制甲亢，而非中止妊娠，在选择治疗方案时，既要控制母亲的甲亢，又要照顾胎儿正常发育。

（1）抗甲状腺药物治疗是首选，但此类药物可通过胎盘，抑制胎儿甲状腺功能，造成胎儿甲状腺肿大、克汀病及难产等。因此，使用剂量要小，一般为正常成人剂量的 1/2～2/3。妊娠前已有甲亢，但已基本控制者，可用小量维持，妊娠时尚未控制或发现甲亢者，要有效控制。一般丙基硫氧嘧啶 100 mg 每日三次，4～6 周控制后，迅速改为维持量，这样极少有胎儿的不利影响。服药过程中定期检测 FT_3、FT_4 及 TSH。因丙基硫氧嘧啶通过胎盘最少，不会造成畸胎，所以为妊娠控制甲亢首选药物，而他巴唑有可致胎儿先天性皮肤发育不全一说，故此时慎用。甲状腺制剂是否合用看法尚不一致，不同意应用者认为合用甲状腺制剂时，要提高抗甲状腺药物剂量，对胎儿可能造成不利影响；主张联合应用者认为，尽管通过胎盘不多，但此量足以预防胎儿甲状腺肿及克汀病。心得安等 β 受体阻滞剂的应用也存在两种看法，主张不用者认为，可使子宫持续收缩而引起小胎盘及胎儿发育不良、心动过速、早产及新生儿呼吸抑制。大多数学者认为妊娠甲亢使用心得安是必要的，一般是安全的，尤其小剂量抗甲药物不能很好控制甲亢时，应加用心得安，20～40 mg/d，2～4 次服用，甲亢控制后减量、渐停。

（2）放射性碘及稳定性碘均为禁用，前者可造成胎儿克汀病，后者可造成胎儿甲状腺肿及甲状腺功能异常。

（3）外科手术治疗：个别妊娠甲亢者，服用丙基硫氧嘧啶不能控制病情或有严重药物反应,可选择在妊娠 4～6 个月进行手术,病情需要也可任何时间手术,但术前药物准备要小心慎重,如碘剂应用时间尽量缩短,术后密切监测母亲及胎儿。

二、毒性多结节性甲状腺肿

本病又称多结节性甲状腺肿伴甲亢。多为单纯性结节性甲状腺肿患病多年后发生甲亢,故也称继发性甲亢。它是一种独立疾病,还是某些致病因素导致一种临床综合征,尚不能肯定。在病理上毒性和非毒性多结节性甲状腺肿常难以区别,它的诊断主要靠临床表现及实验室检查。

(一)临床表现

多见于老年,突眼罕见,症状较 Graves 病为轻,女性多见,起病缓慢,甲状腺结节性肿大多年,可以因服碘剂而起病,临床表现可突出某一器官或系统,如在心血管系统表现心律失常,甚至出现心衰;也可表现消瘦、多汗、无力、颤抖;还可表现厌食、精神不振、极度衰弱的淡漠型甲亢。但都有可触及多个结节的甲状腺肿大,多无血管杂音或震颤。

(二)实验室检查

甲状腺激素 T_3、T_4 检测多为正常高值或略高值,sTSH 明显低于正常或测不出,甲状腺吸^{131}I 率多为正常高值,TMAb、TGAb 轻度增高,TRAb 阴性,TRH 兴奋试验无反应是本病重要诊断依据。甲状腺核素显像表现结节处放射性浓集,结节外组织放射性稀疏。

(三)治疗

本病治疗比较困难,短期难以奏效,抗甲状腺药物要多年服用;手术治疗因患者多为老年体弱不宜采用,只在甲状腺肿大明显,引起压迫症状时才予考虑。目前多主张使用放射性碘治疗,因甲状腺吸^{131}I 率不太高,且甲状腺体积较大,故要用大量放射性碘治疗,并要多次服放射性碘才能达到控制目的,因一次很难将全部结节破坏。

三、自主性高功能甲状腺腺瘤

本病又称毒性甲状腺腺瘤或自主性功能亢进性甲状腺结节。本病以单一结节发病者多见，也可见两个或多个结节者。本病的高功能结节不是 TRAb 刺激引起，因血中无刺激物，其病因不明。结节本身不受 TSH 调节，故有自主性。结节外组织由于 TSH 受反馈抑制而呈萎缩性改变。结节一般质地较韧，病理呈腺瘤样改变。结节生长一般较缓慢，随着结节增大，功能增高亦明显，一般直径大于 3 cm 者多伴有甲亢症状。

（一）临床表现

本病多发于中老年，但比毒性多结节性甲状腺肿为早。起病缓慢，常有甲状腺结节性肿大，直径小于 3 cm 时多无表现，大于 3 cm 者可表现甲亢，但较轻，可仅有心动过速、消瘦、乏力或腹泻，不引起突眼。甲状腺检查多为圆形或卵圆形结节，表面光滑，质地坚韧，边界清楚，结节外甲状腺触及不到，无杂音及无震颤。

（二）实验室检查

有甲亢时，T_3、T_4 增高，TSH 明显降低；甲状腺吸 ^{131}I 率正常或偏高；甲状腺核素显像为本病诊断主要手段，结节处可呈"热结节"，周围甲状腺组织受抑制可完全不显像或轻微显影，此时要与先天性一叶缺如等相鉴别，可用 TSH 刺激试验或 ^{99m}Tc-MIBI 及甲状腺激素抑制试验后二次显像进行鉴别诊断。

（三）治疗

本病病程进展缓慢不伴甲亢，腺瘤不大，且无压迫症状时，可随访观察；伴甲亢或腺瘤较大有压迫症状者，宜手术切除。甲亢症状明显者，术前应认真准备，控制甲亢；对热结节以外甲状腺完全不显像的本病患者，还可考虑放射性碘治疗，但放射性碘用量较大（25～50 mCi），为治疗 Graves 病的 5～10 倍。当手术或放射性碘去除热结节后，核素显像可见被抑制的周围甲状腺组织重新显影。

四、碘甲亢

1983 年 Fradkin 等曾对碘致甲亢进行了全面综述。认为该病可发生于缺碘地方性甲状腺肿病区居民服碘后，也可发生于非地甲病区甲状腺功能正常的甲状腺肿患者，或原来没有甲状腺疾病的患者，或原有甲亢服抗甲状腺药物病情控制后，但这些人一旦应用碘剂后可能出现甲亢均称为碘诱发甲亢或称碘巴塞多氏症，简称碘甲亢。在我国高碘地甲病区，甲亢发病率亦很高，有学者在河北病区与在山东病区均发现并报道了水源性及食物性高碘甲亢的病例，这类病例也应属于碘甲亢。现分别简述之。在缺碘病区，Coindet 首先报告了每天每人给予碘 250 μg 后，经数周有 6 人发生临床甲亢，嗣后相继有人报告服用大量加碘面包、碘盐、碘化物及应用其他碘剂后均有碘甲亢病例发生；非地甲病区甲状腺功能正常的甲状腺肿患者，在应用碘化钾、乙胺碘呋酮、氯碘羟喹啉及含碘造影剂后也可诱发甲亢；原无甲状腺疾病的人，引发碘甲亢的常见药物是乙胺碘呋酮，而且多为年龄较大的人；甲亢患者经服抗甲状腺药物而控制后，往往因服卢戈氏液又诱发甲亢，也有应用碘化钾而诱发甲亢者；高碘地甲病区的碘甲亢，可以因食用高碘水或高碘食物诱发。我国此类病区的碘甲亢发病率约为 1‰～2‰，远大于非地甲病区的甲亢发病率。

本病发病机制，仍不十分明了，一种假说认为，缺碘甲状腺肿患者，因碘缺乏甲状腺激素合成不足，机体处于 TSH 代偿性分泌过多状态，当补充大量碘剂后，在 TSH 的刺激下，甲状腺激素合成增多，导致甲亢，这种甲亢是暂时的，多可自行缓解；另一种解释为，甲状腺内存在着甲状腺结节，结节为自主功能性结节，不受 TSH 调节，当碘充足时，结节可自主利用大量的碘合成甲状腺激素，从而导致甲亢。还有学者认为一些人存在甲状腺潜在的缺陷——有亚临床甲亢，有不典型或极轻的症状，甲状腺合成甲状腺激素不高，但当碘充足时，合成甲状腺激素水平突然增高，则可出现临床甲亢。

碘甲亢临床表现多较 Graves 病为轻。发病多无精神刺激、急慢性感染等诱因，患者多为 25～40 岁女性，且有应用碘剂或服高碘水及食物的历史，甲状腺多为轻度肿大，无杂音及震颤，心率多在 100 次/分以下，大多无突眼无肢体震颤。TT_4、FT_4 多高于正常，T_3 可升高或正常，TRAb 及 TSAb 多为阴性，TSH 多为正常，TRH 兴奋试验为无反应或低反应曲线。尿碘高于正常，甲状腺吸^{131}I 率低于正常（在高碘地甲病区病例，可高于当地正常值）。

严格掌握碘剂适应证及慎重掌握碘剂剂量，是预防碘甲亢的重要环节。一旦发生并确诊碘甲亢后，首先直即停止碘的摄入，一般停碘 2～3 个月后症状多可缓解，停碘期间可用心得安等对症处理，一般不必应用抗甲状腺药物，更不能^{131}I 治疗。但有自主性高功能结节时可考虑手术切除。

五、甲状腺癌甲亢

因大多数甲状腺癌功能低于正常甲状腺组织，甲状腺癌并发甲亢者临床较为少见，约占甲状腺癌的 0.25%～2.5%，多发生于 30～40 岁的女性患者。临床上甲状腺癌发生甲亢一般有以下三种情况：①甲状腺原发癌为滤泡癌，此种癌组织功能增高，可以分泌甲状腺激素，通常其分泌的甲状腺激素水平不至发生临床甲亢，但当癌组织体积较大时（一般直径大于 3～4 cm 时），则血中甲状腺激素水平明显增高，而出现甲亢症状。有学者遇到过数例此种患者，均经病理证实。②甲状腺癌伴发甲亢，患者有典型甲亢症状及明显甲状腺肿大，往往在手术或病理检查时发现在甲亢组织中，包埋着体积较小甲状腺癌灶，多为恶性度较低的乳头状癌。③甲状腺癌转移灶可引起甲亢，这些转移灶数量较多，且多为能分泌甲状腺激素的滤泡癌转移灶。另外，甲状腺癌手术后，垂体分泌的 TSH 增高，其刺激转移灶及术后残留甲状腺组织，分泌甲状腺激素增多引起甲亢。甲状腺核素显像对本病尤其对甲状腺转移癌诊断有意义，但要结合临床诊断。如发现冷结节，再结合结节质地较硬、单发、生长迅速、无痛及有淋巴结肿大等临床表现，应尽快控制甲亢而手术切除。由于癌灶可埋于正常甲状腺组织故可以表现温结节，由于癌肿可是巨大滤泡癌又可表现热结节。因此，甲亢疑有甲癌者宜手术切除，病理检查，以免贻误。

六、垂体性甲亢

垂体性甲亢很少见，病因有两类，大多数为垂体 TSH 分泌腺瘤引起，少数为下丘脑-垂体功能紊乱所致，如 TRH 分泌过多，垂体对甲状腺激素抵抗。垂体分泌 TSH 增多造成的甲亢，临床表现可轻可重，大多症状中等多有弥漫性甲状腺肿大，少数有突眼。经抗甲药物治疗，不能根治，往往反复发作。实验室检查以 TSH 增高为特点，T_3、T_4 及吸^{131}I 率可增高但 TSAb 可为阳性。垂体 TSH 腺瘤患者，可有蝶鞍扩大和视野缺损等垂体占位性病变的表现，血清TSH-a亚单位浓度升高，TRH 兴奋试验多为低或无反应曲线；而非垂体瘤垂体性甲亢，TSH-a 亚单位浓度不升高，TRH 兴奋试验呈正常反应曲线。本病的治疗多主张先应用抗甲状腺药物和心得安等控制症状，如为垂体 TSH 腺瘤者要进行肿瘤手术切除，而不采用甲状腺次全切除，因本病的本质是 TSH 增高所致继发性甲亢。近年来有人应用生长抑素类似药物Sandostatin治疗，该药可抑制 TSH 分泌，临床效果不错，也有用三碘乙酸治疗获满意疗效的报告。但应用 T_4 来抑制 TSH 的方法已不再用于临床，因可加重甲亢。

七、卵巢甲状腺肿甲亢

当卵巢畸胎瘤中以甲状腺组织为主，或全部为甲状腺组织时，称为卵巢甲状腺肿。多发生在单侧，以良性为主，恶性者很少。有较少数本病患者发生甲亢。临床表现常可出现腹水和胸水，腹部可触及卵巢肿块。但并不表示本病为恶性，一旦发现以上体征就要考虑诊断本病的可能。大多数患者同时存在甲状腺肿大，有时为毒性多结节性甲状腺肿或毒性弥漫性甲状腺肿，故认为卵巢甲状腺肿甲亢是卵巢甲状腺肿及甲状腺肿两者分泌甲状腺激素过多的共同作用，只有当卵巢甲状腺肿形成较大的自主性高功能结节时，才会单独形成甲亢。本病的诊断检测手段，主要有甲状腺、卵巢的核素显像、甲状腺激素、TSH 测定等，治疗则以手术切除卵巢甲状腺肿为主。

八、异位 TSH 综合征

有些甲状腺以外的肿瘤可分泌大量的具有 TSH 活性的类似物质，可兴奋甲状腺造成甲亢，这些疾病有绒毛膜上皮癌、葡萄胎、睾丸胚胎瘤、支气管癌、胃肠道及血液系统肿瘤、前列腺癌、乳腺癌及子宫癌等。

此类疾病中较常见的是绒癌、葡萄胎及睾丸胚胎瘤，它们的共同特点为能分泌大量 HCG（绒毛膜促性腺激素），其具有 TSH 样生物活性，可产生继发甲亢。有人报告胎盘中也有 HCG 及葡萄胎促性腺激素，后者也有类似 TSH 生物活性。此类患者大多只有甲亢的实验室证据，而无明显的甲状腺肿大的甲亢临床表现。但少数患者也可既有实验室证据，又有明显甚至严重甲亢表现，此时应仔细分析实验结果及想到对原发肿瘤的诊断，如年轻妇女甲亢是否为葡萄胎所引起。实验室表现一般 T_3、T_4 增高，而 T_3 增高不明显，T_3/T_4 比值低，TRH 兴奋试验表现低反应或无反应曲线。治疗以去除原发肿瘤为主，个别症状严重者可用抗甲状腺药物及心得安对症处理。

九、症状性甲亢

本病又称假性甲亢，它和甲状腺性甲亢（如 Graves 病）不同，只有血中甲状腺激素短时升高，而没有甲状腺功能增高，也没有甲状腺激素持续性合成和分泌增多。当血液中甲状腺激素增高时，患者可以出现心慌、多汗、消瘦、乏力、腹泻等甲亢的症状及心速、手颤、甲状腺肿大等部分体征，此时检验 T_3、T_4 可增高，TSH 也可降低。往往被误诊为甲亢，而进行抗甲亢药物治疗，可造成药物性甲减。其实，当血中甲状腺激素耗尽后，甲亢可自愈。故名短时症状性甲亢、假性甲亢，也有称为甲状腺毒症者。

假性甲亢主要由两类原因引起，其一，服用甲状腺激素造成超量所致，大多为不遵医嘱超量，也有误服或因减肥等意图故意超量的。此时临床表现及检验 T_3、T_4 及 TSH 均可表现甲亢。此类患者在减小用量或停服甲状腺激素后，约 2～4 周甲亢症状逐渐减轻直至消失，4～6 周后检验可恢复正常。其二，为甲状腺炎所引起。常见者为亚急性肉芽肿性甲状腺炎及无痛性甲状腺炎，此类炎症可破坏甲状腺滤泡组织，使滤泡腔内贮存的大量甲状腺激素释放入血循环中，波及全身组织代谢增快，表现甲亢症状。当甲状腺滤泡不再被炎症破坏，甲状腺激素不再向血循环中释放激素时，甲亢症状就会缓解，所以本病多有自限性或自愈性。当炎症侵及另一些甲状腺组织时，又有甲状腺激素释放入血，所以假性甲亢也有易复发性。

桥本病（慢性淋巴性甲状腺炎）也可引起假甲亢，机制基本同亚甲炎。但有一种类型桥本病可与 Graves 病共存，即甲状腺肿内有两种病理组织学存在的证据，此时不要误诊为假甲亢。

诊断与鉴别诊断的要点是：有甲亢部分症状，但不典型、不严重；有部分甲亢体征，也不典型；实验室检测 T_3、T_4 增高，TSH 降低，但甲状腺吸^{131}I 率明显低于正常（5％以下），核素显像出现局部或普遍性放射性稀疏。

处理：据不同原因针对处理。

第二节　甲状腺功能减退症

甲状腺功能减退症简称甲减，是由多种原因引起的甲状腺激素（thyroid hormone，TH）合成、分泌或生理效应不足所致的全身性疾病，依起病年龄分为：①呆小病：功能减退起病于胎儿或新生儿。②幼年型甲减：起病于儿童。③成年型甲减：起病于成年，病情严重时各型均表现为黏液性水肿。

一、病因

病因有多种，以甲状腺性为多见，其次为垂体性，下丘脑性及 TH 抵抗性少见。发病机制也随病因类型不同而异。

表 5-3　甲减的病因分类

一、甲状腺性或原发性甲减

　　（一）获得性

　　1.甲状腺自身受破坏

　　（1）特发性黏液性水肿（可能为慢性淋巴细胞性甲状腺炎的后果）

　　（2）桥本氏甲状腺炎（慢性淋巴细胞性甲状腺炎）

　　（3）甲亢^{131}I 治疗后

　　（4）甲状腺全切或次全切除手术后

　　（5）颈部疾病放射治疗后

　　（6）亚急性甲状腺炎（一般为暂时性）

　　（7）胱氨酸症

　　（8）甲状腺内广泛病变（甲状腺癌或甲状腺转移癌等）

　　2.甲状腺激素合成障碍

　　（1）缺碘性地方性甲状腺肿

　　（2）碘过多（每日摄入＞6 mg）

　　（3）药物诱发：锂、硫脲类、磺胺类、对氨柳酸、过氯酸钾、SCN 等

　　（4）致甲状腺肿物质：某些白菜、芜菁、甘蓝、木薯等

　　（二）先天性

　　1.孕妇缺碘或口服过量抗甲状腺药物

　　2.胎儿甲状腺激素合成酶系异常

　　3.甲状腺生长发育异常

二、垂体性或称继发性甲减

　　（一）垂体肿瘤

　　（二）垂体手术或放射治疗后

　　（三）Sheehan 综合征

　　（四）特发性甲减（有时为单一 TSH 分泌不足）

三、下丘脑性或称三发性甲减

　　（一）肿瘤

　　（二）慢性炎症或嗜酸性肉芽肿

　　（三）放射治疗后

四、甲状腺激素抵抗综合征或外周型甲状腺激素受体抵抗性甲减

　　临床以起病年龄分类较为实用，因此病因亦按起病年龄分述如下：

（一）呆小病（克汀病）

呆小病（克汀病）分为地方性及散发性两种类型：

1.地方性呆小病

主要见于地方性甲状腺肿流行地区，因母体缺碘，使胎儿供碘不足，以致甲状腺发育不全和激素合成不足。此型甲减对迅速生长中的胎儿的神经系统特别是大脑发育危害极大，易造成神经系统不可逆的损害。某些胎儿在碘缺乏或甲状腺激素不足的情况下有发生呆小病的倾向，其发病机制可能与遗传因素有关。

2.散发性呆小病

病因未明，散发于各个地区，母体既无缺碘，又无甲状腺肿的病史。一般是先天性的原因引起胎儿期甲状腺发育不全或甲状腺激素合成障碍所致。胎儿期甲状腺不发育或发育不全可能是母体妊娠期患有某些甲状腺自身免疫性疾病，即血清中产生了破坏甲状腺细胞的自身抗体，后者通过胎盘进入胎儿体内，对胎儿甲状腺细胞起到破坏作用，使甲状腺变小、硬化、萎缩，常被称之为无甲状腺性克汀病。在少数情况下，母体在妊娠期间服用抗甲状腺药物或其他的致甲状腺肿物质，使胎儿的甲状腺发育或甲状腺激素合成发生障碍；所谓甲状腺肿性克汀病也可由于近亲结婚所致的某些遗传基因缺陷造成。由于甲状腺激素合成障碍，TSH分泌代偿性增多，造成甲状腺肿大。

甲状腺激素合成障碍常有家族史，共分为五型：

（1）甲状腺集碘功能障碍：影响碘的浓集，这种缺陷可能是由于参与碘进入细胞的"碘泵"发生障碍。

（2）碘的有机化过程障碍：包括过氧化物酶缺陷和碘化酶缺陷，使酪氨酸不能碘化或碘化的酪氨酸不能形成单碘及双碘酪氨酸。

（3）碘化酪氨酸偶联缺陷：甲状腺已生成的单碘及双碘酪氨酸发生偶联障碍，以致甲状腺素（T_4）及三碘甲状腺原氨酸（T_3）合成减少。

（4）碘化酪氨酸脱碘缺陷：因脱碘酶缺乏，碘化酪氨酸不能脱碘而大量存于血中而不能被腺体利用，并从尿中排出，间接引起碘的丢失过多。

（5）甲状腺球蛋白合成与分解异常：酪氨酸残基的碘化及由碘化酪氨酸残基形成 T_3、T_4 的过程，都是在完整的甲状腺球蛋白分子中进行。甲状腺球蛋白异常，可致 T_3、T_4 合成减少，并可产生不溶于丁醇的球蛋白，影响 T_4、T_3 的生物效应。

（二）幼年甲状腺功能减退症

病因与成人患者相同。

（三）成年甲状腺功能减退症

成年期发病，常引起黏液性水肿，按累及的器官分为甲状腺性（甲状腺激素缺乏）；垂体性或下丘脑性（促甲状腺激素及释放激素缺乏）；周围性（末梢组织对甲状腺激素不应症）三大类型：

1.甲状腺性甲减

由于甲状腺本身病变致甲状腺激素缺乏，有原发性和继发性两种病因：

（1）原发性：病因未明，故又称"特发性"。可能与甲状腺自身免疫反应有关，病例较多发生甲状腺萎缩，为甲减发病率的5%，偶见由 Graves 病转化而来。亦可为多发性内分泌功能减退综合征（Sehmidt综合征）表现之一。

（2）继发性：有以下比较明确的病因：①甲状腺破坏：甲状腺手术切除，放射性碘或放射线治疗后。②甲状腺炎：与自身免疫有关的慢性淋巴细胞性甲状腺炎，由亚急性甲状腺炎引起者罕见。③伴甲状腺肿或结节的功能减退：慢性淋巴细胞性甲状腺炎多见，偶见侵袭性纤维性（Reidel's）甲状腺炎，可伴有缺碘所致的结节性地方性甲状腺肿和散发性甲状腺肿。④腺内广泛病变：多见于晚期甲状腺癌和转移性肿瘤，少见于甲状腺结核、淀粉样变、甲状腺淋巴瘤等。⑤药物：抗甲状腺药物治疗过量；摄取碘化物（有机碘或无机碘）过多；使用阻碍碘化物进入甲状腺的药物，如过氯酸钾、对氨基水杨酸钠、保泰松、磺胺类药物、碳酸锂等。

2.由于促甲状腺激素或释放激素不足引起的甲减

（1）垂体性甲减：由于垂体前叶功能减退，使促甲状腺激素（TSH）分泌不足所致，常称为"垂体性甲状腺功能减退"。可因肿瘤、手术、放疗和产后垂体坏死所致。垂体前叶被破坏广泛者，多表现为复合性促激素分泌减少；个别原因不明者表现为单一性TSH分泌不足，但较少见。本症最常见的疾病为席汉氏综合征，嫌色细胞瘤及颅咽管瘤。

（2）下丘脑性甲减：由于下丘脑及其周围组织病变（肿瘤、炎症、变性、出血等）使 TRH 分泌不足而发病。又称为下丘脑性（或三发性）甲状腺功能减退症。本型甲减典型表现为血中促甲状腺激素低值，经用 TRH 刺激，血中 TSH 可增高。

3.周围性甲减

指末梢组织对甲状腺激素不应症。主要是周围组织的甲状腺激素受体缺陷或数目减少，使组织对甲状腺激素的敏感性降低，而出现功能低下现象。本病多为先天性、家族性发病，父母往往为近亲结婚，本病又称 Refetoff 症群。此外，有的是由于甲状腺分泌的 T_4 不能转变为 T_3 而转变为无生物活性的反 T_3（rT_3），其特点是血中 rT_3 增多。多见于营养不良症、神经性呕吐等。另一种是血中出现能与甲状腺激素结合的抗体，使甲状腺激素失去生物效应，因而出现甲减症。

二、病理

（一）甲状腺

按病因不同分为：

1.萎缩性病变

多见于桥本氏甲状腺炎等，早期腺体内有大量淋巴细胞、浆细胞等炎症性浸润，久之腺泡受损代之以纤维组织，残余腺泡细胞变矮小，泡内胶质显著减少。放疗和手术后患者的甲状腺也明显萎缩。继发性甲减者也有腺体缩小，腺泡萎缩，上皮细胞扁平，泡腔内充满胶质。呆小病者除由于激素合成障碍致腺体增生肥大外，一般均呈萎缩性改变，甚至发育不全或缺如。

2.甲状腺肿大伴多结节性改变

常见于地方性甲状腺肿流行地区，由于缺碘所致；桥本氏甲状腺炎后期也可伴结节；药物所致者，腺体可呈代偿性弥漫性肿大。

（二）垂体

原发性甲减由于 TH 减少，反馈性抑制减弱而 TSH 细胞增生肥大，嗜碱粒细胞变性，久之腺垂体增大，甚或发生腺瘤，或同时伴高催乳素血症。垂体性甲减患者，其垂体萎缩，或有肿瘤、肉芽肿等病变。

（三）其他

皮肤角化，真皮层有黏多糖沉积，PAS 或甲苯胺蓝染色阳性，形成黏液性水肿。内脏细胞间有同样物质沉积，严重病例有浆膜腔积液。骨骼肌、平滑肌、心肌均有间质水肿，肌纹消失，肌纤维肿胀断裂，并有空泡。脑细胞萎缩，胶质化和灶性衰变。肾小球和肾小管基底膜增厚，内皮及系膜细胞增生。胃肠黏膜萎缩以及动脉硬化等。

三、临床表现

一般取决于起病年龄，成年型甲减主要影响代谢及脏器功能，及时诊治多属可逆性。发生于胎儿或婴幼儿时，由于大脑和骨骼的生长发育受阻，可致身材矮小和智力低下，多属不可逆性。另外根据疾病演变过程及临床症状轻重，可表现为暂时性甲减（一过性甲减）、亚临床甲减（无临床症状 TSH 升高，血清 FT_4 正常或稍低）、轻度甲减、重度甲减（黏液性水肿甚至昏迷）。

（一）呆小病

初生儿症状不明显，于出生后数周内出现症状，起病越早病情越严重。病因较多，但临床表现有共性，也各有其特点，共同表现有皮肤苍白、增厚、多折皱、多鳞屑，口唇厚、流涎、舌大外伸、口常张开、外貌丑陋、表情呆钝、鼻梁扁塌、鼻上翘、前额多皱纹，身材矮小，四肢粗短，出牙、换牙延迟，骨龄延迟，行走晚呈鸭步，心率慢，心浊音区扩大，腹饱满膨大伴脐疝，性器官发育延迟。

各种呆小病的特殊表现：

1.先天性甲状腺发育不全

腺体发育异常的程度决定其症状出现的早晚及轻重。腺体完全缺如者，症状出现在出生后 1～3 个月，症状较重，甲状腺不肿大。如残留部分腺体或异位时，症状多出现在 6 个月～2 岁，可伴有代偿性甲状腺肿大。

2.先天性甲状腺激素合成障碍

一般在新生儿期症状不明显，以后逐渐出现代偿性甲状腺肿，多为显著肿大。典型的甲状腺功能低下出现较晚，称为甲状腺肿性呆小病，可能为常染色体隐性遗传。在碘有机化障碍过程中除有甲状腺肿和甲状腺功能低下症状外，常伴有先天性神经性聋哑，称为 Pendred 综合征。上述二型多见于散发性呆小病，因其母体不缺碘且甲状腺功能正常，胎儿自身虽不能合成甲状腺激素，但能从母体得到补偿。故不致造成神经系统严重损害，出生后 3 个月左右，母体赋予的甲状腺激素已耗尽，由于本身甲状腺发育不全或缺如或由于激素合成障碍，使体内甲状腺素缺乏，从而出现甲状腺功能低下症状，但智力影响较轻。

3.先天性缺碘

因母亲患地方性甲状腺肿，造成体内胎儿缺碘，胎儿及母体的甲状腺激素合成均不足，胎儿神经系统发育所必需的酶生成受阻或活性下降。造成胎儿神经系统严重而不可逆的损害，出生后永久性智力低下、听力、语言障碍。患儿出生后若供碘情况好转，甲状腺激素合成得到加强，甲状腺机能低下症状可不明显，这种类型又称为"神经型"克汀病。

4.母体怀孕期服用致甲状腺肿制剂或食物

某些食物（卷心菜、大豆）和药物（对氨水杨酸、硫脲类、保泰松及碘剂）中致甲状腺肿物质能通过胎盘，影响甲状腺功能，胎儿出生后引起一过性甲状腺肿大，甚至甲状腺功能低下，此型临床表现轻微、短暂，常不易发现，如母亲妊娠期服大量碘剂且时间较长，碘化物通过胎盘导致新生儿甲状腺肿，巨大者可引起初生儿窒息死亡，哺乳期中碘通过乳汁进入婴儿体内可引起甲状腺肿伴甲减。

（二）幼年型甲减

临床表现随起病年龄而异，年龄小者临床表现与呆小病相似。较大儿童及青春期发病者，大多似成人型甲减。

（三）成年型甲减

多见于中年女性，男女之比为1∶（5～10），除手术或放射治疗腺体受累者外，多数起病隐袭，发展缓慢，早期缺乏特征，有时长达10余年后始有典型表现。

1.一般表现

有畏寒、少汗、乏力、少言、懒动、动作缓慢，体温偏低，食欲减退而体重无明显减轻。典型黏液性水肿往往呈现表情淡漠、面色苍白，眼睑浮肿，唇厚舌大，全身皮肤干燥、增厚、粗糙多落屑，毛发脱落，少数患者指甲厚而脆、多裂纹。踝部非凹陷性浮肿。由于贫血与胡萝卜素血症，可致手脚掌呈姜黄色。

2.精神神经系统

精神迟钝，嗜睡，理解力和记忆力减退。听觉、触觉、嗅觉均迟钝，伴有耳鸣、头晕，有时多虑而有神经质表现，可发生妄想、幻觉、抑郁或偏狂。严重者可有精神失常，呈木僵、痴呆、昏睡状，在久病未获治疗及刚接受治疗的患者易患精神病，一般认为精神症状与脑细胞对氧和葡萄糖的代谢减低有关。因黏蛋白沉积可致小脑功能障碍，呈共济失调、眼球震颤等。亦可有手足麻木，痛觉异常，腱反射变化具有特征性，反射的收缩期往往敏捷、活泼，而松弛期延缓，跟腱反射减退，膝反射多正常，脑电图亦可异常。

3.心血管系统

脉搏缓慢，心动过缓，心音低弱，心输出量减低，常为正常之一半，由于组织耗氧量和心输出量减低相平行，故心肌耗氧量减少，很少发生心绞痛和心力衰竭。但个别患者可出现心肌梗死之心电图表现，经治疗后可消失。超声心动图常提示心包积液，很少发生心包填塞。同时也可有胸腔或腹腔积液，久病者由于血胆固醇增高，易发生冠心病。

4.肌肉和骨骼

肌肉松弛无力，主要累及肩、背部肌肉也可有肌肉暂时性强直、痉挛、疼痛或出现齿轮样动作，腹背肌及腓肠肌可因痉挛而疼痛，关节亦常疼痛，骨质密度可增高，少数病例可有肌肥大。

5.消化系统

常有厌食、腹胀、便秘，严重者发生麻痹性肠梗阻，或黏液性水肿巨结肠。由于胃酸缺乏或吸收维生素 B_{12} 障碍，可导致缺铁性贫血或恶性贫血，胆囊收缩减弱而有时胀大。

6.呼吸系统

由于肥胖、黏液性水肿、胸腔积液、贫血及循环系统功能降低等综合因素可导致呼吸急促，肺泡中二氧化碳弥散能力降低，从而产生呼吸道症状，甚至二氧化碳麻醉现象。

7.内分泌系统

性欲减退，男性出现阳痿，女性多有不育症。长期患本病者体重常常增加。原发性甲减，由于 TSH 增高，可同时出现泌乳素增高，从而出现溢乳，肾上腺皮质功能一般比正常低，血、尿皮质醇降低，ACTH 分泌正常或降低，如伴有原发性自身免疫性肾上腺皮质功能减退症和糖尿病称为多发性内分泌功能减退综合征（Schmidt 综合征）。在应激或快速甲状腺激素替代治疗时上述病情可加速产生。

8.泌尿系统及水电解质代谢

肾血流量降低，酚红试验排泌延缓，肾小球基底膜增厚可出现少量蛋白尿，水利尿作用较差。由于肾脏排水功能受损，导致组织水潴留。Na^+ 交换增加，出现低血钠。血清 Mg^{2+} 增高。

9.血液系统

甲状腺激素缺乏使造血功能遭到抑制，红细胞生成素减少，胃酸缺乏使铁和维生素 B_{12} 吸收障碍，加之月经量多，致使患者

2/3 可有轻、中度正常色素或低色素小细胞型贫血，少数恶性贫血（大红细胞型），血沉增快，Ⅷ和Ⅸ因子缺乏导致机体凝血机制减弱，易发生出血倾向。

10.黏液性水肿昏迷

常见于病情严重者，特别是年老长期未获治疗者。大多在冬季寒冷时发病，受寒及感染是常见的诱因，其他如创伤、手术、麻醉、使用镇静剂等均可促发。昏迷前常有嗜睡，四肢昏迷时松弛，反射消失，体温可降至 33 ℃以下，呼吸浅慢，心动过缓，心音微弱，血压降低、休克，常可伴有心、肾功能衰竭而危及生命。

四、实验室检查

（一）一般检查

（1）由于 TH 不足影响促红细胞生成素合成，而骨髓造血功能减低，可致轻、中度正常细胞型正常色素性贫血，由于月经量多而致失血及铁吸收障碍，可引起小细胞低色素性贫血，少数由于胃酸低、缺乏内因子维生素 B_{12} 或叶酸可致大细胞性贫血。

（2）基础代谢率减低，常在－15％以下，有的在－35％～－45％，严重者达－70％。

（3）血清胡萝卜素增高。

（4）血脂：病因起始于甲状腺者，胆固醇、甘油三酯、G-脂蛋白均升高；病因始于垂体或下丘脑者胆固醇多属正常或偏低。但克汀病婴儿，甘油三酯增高，LDE 增高，HDL-胆固醇降低。

（5）跟腱反射迟缓，时间延长，常大于 360 ms，严重者达500～600 ms。

（6）磷酸肌酸激酶（CPK）乳酸脱氢酶（LDH）增高，尿17-酮类固醇，17-羟类固醇降低。糖耐量试验呈扁平曲线，胰岛素反应延迟。

（7）心电图示低电压，窦性心动过缓，T 波低平或倒置，偶有 P-R 间期延长及 QRS 波时限增加。

（8）脑电图检查某些呆小病患者有弥漫性异常，频率偏低，节律不齐，有阵发性双 Q 波，无 α 波提示脑中枢功能障碍。

（9）X 线检查：骨龄检查有助于呆小病的早期诊断，X 线片骨骼特征有：骨龄延迟，骨骺与骨干愈合延迟，成骨中心骨化不均匀呈斑点状（多发性骨化灶）。95％呆小病患者蝶鞍的形态异常。心影在胸片常为弥漫性增大，记波摄影及超声波检查示心包积液。

（10）甲状腺 ECT 检查：有助于检查甲状腺形态，诊断先天性缺如及甲状腺异位功能不全所致的甲减，判断亚急性甲状腺炎性甲减或桥本氏甲炎所致的甲减。并根据甲状腺内核素分布情况间接判断甲状腺的功能情况。

（二）甲状腺功能检查

（1）血清 TSH（或 STSH）升高为原发性甲减最早表现；垂体性或下丘脑性甲减，TSH 则偏低乃至测不出，同时可伴有其他垂体前叶激素分泌低下。不管何种类型甲减，血清总 T_4 和 FT_4 大多均低下，轻症患者 T_3 可在正常范围，重症患者可以降低。临床无症状或症状不明显的亚临床型甲减中部分患者血清 T_3、T_4 可正常，此系甲状腺分泌 T_3、T_4 减少后，引起 TSH 分泌增多呈进行性代偿反馈的结果。部分患者的 T_3 正常，T_4 降低，可能是甲状腺在 TSH 刺激下或碘不足情况下合成生物活性较强的 T_3 相对增多，或周围组织中的 T_4 较多地转化为 T_3 的缘故。因此，T_4 降低而 T_3 正常可视为较早期诊断甲减的指标之一。新生儿采脐血或新生儿血或妊娠 22 周羊水测 sTSH 及 T_4 有助于新生儿和胎儿甲减症的早期诊断。另外本病血清 rT_3 明显降低，是由于 T_4 转化为 T_3 倾向增多而减少 rT_3 的转化所致。

（2）甲状腺吸^{131}I 率明显低于正常，常为低水平曲线，而尿 ^{131}I 排泄量增大。

（3）促甲状腺激素（TSH）兴奋试验：原发性甲减用本试验后，甲状腺摄^{131}I 率不升高或血中 T_4、T_3 增加反应很低，而继发性甲减则可得正常反应。

（4）促甲状腺激素释放激素试验（TRH 兴奋试验）静注 TRH 200～500 μg 后，血清 TSH 无升高反应者提示为垂体性甲减，延迟升高者为下丘脑性，如 TSH 基值已增高，TRH 刺激后更高，提示原发性甲减。

（5）抗体的测定：病因与自身免疫有关的甲减患者，可测出抗甲状腺球蛋白抗体（TGAb）和/或抗微粒体抗体（TMAb），目前认为 TMAb 是抗甲状腺过氧化物酶抗体（TPO）。

五、诊断与鉴别诊断

当甲减临床表现很典型时，诊断并不困难，但早期患者多不典型，特别是呆小病的早期诊断更为重要，为了避免或尽可能减轻永久性智力发育缺陷，应常规进行新生儿的甲状腺激素及 TSH 检查项目，争取早日确诊，早日治疗。在婴儿期应细微观察其生长、发育、面貌、皮肤、饮食、睡眠、大便等各方面的情况。必要时做有关实验室检查，对疑似不能确诊病例，实验室条件有限者，可以试验治疗，由于呆小病的特殊面容应注意和先天性愚呆（伸舌样痴呆称唐氏综合征）鉴别。

年龄稍长者，智力和体格发育障碍与正常相比日趋明显，诊断不难，但应和其他原因所致的侏儒症相区别。对疑似贫血、肥胖、特发性水肿、慢性肾小球肾炎、肾病综合征、冠心病、低代谢综合征、月经紊乱、垂体前叶功能减退症等病，临床确诊证据不足时，应进行甲状腺功能测定，以资鉴别。对末梢性甲减的诊断有时不易，患有临床甲减征象而血清 T_4 浓度增高为主要实验室特点，甲状腺^{131}I 摄取率可增高，用 T_3、T_4 治疗疗效不显著，提示受体不敏感。部分患者可伴有特征性面容、聋哑、点彩样骨骺，甲状腺可以不肿大。

六、预防

预防极为重要，对地方性甲状腺肿流行区，孕妇应供应足够碘化物，妊娠最后 3～4 个月每日可加服碘化钾 20～30 mg。妊娠合并 Graves 病用硫脲类药物治疗者，应尽量避免剂量过大，并同时加用小剂量干甲状腺制剂，妊娠期内禁用放射性^{131}I 治疗。由于目前国内开展了普及食用加碘盐及在地方性甲状腺肿流行区服碘油等防治工作，呆小病已非常少见。成人甲状腺功能减退，如因手术或放射性[131]I治疗甲亢引起者，应在治疗时严格掌握甲状腺切除的多少和放射性[131]I的剂量，尽量避免或减少发生该症。

七、治疗

（一）呆小病的治疗

治疗原则愈早愈好。初生期呆小病最初口服三碘甲状腺原氨酸 5 μg，每 8 小时一次及 L-甲状腺素钠（T_4）25 $\mu g/d$，3 天后，T_4 增加至 37.5 $\mu g/d$，6 天后 T_3 改至 2.5 μg，每 8 小时一次。在治疗过程中 T_4 逐渐增至每日 50 μg，而 T_3 逐渐减量至停用。或单用 T_4 治疗，首量 25 $\mu g/d$，以后每周增加 25 $\mu g/d$，3~4 周后至 100 $\mu g/d$，以后进增缓慢，如临床疗效不满意，剂量可略加大。9 月至 2 岁婴幼儿每天需要 50~150 μg T_4，如果其骨骼生长和成熟没有加快，甲状腺激素可增加，虽然 TSH 值有助于了解治疗是否适当，但是从临床症状改善来了解甲减治疗的情况更为有效，治疗应持续终身。

（二）幼年黏液性水肿治疗

治疗与较大的呆小病患儿相同。

（三）成人黏液性水肿治疗

甲状腺激素替代治疗效果显著，并需终身服用。使用的药物制剂有合成甲状腺激素及从动物甲状腺中获得的甲状腺球蛋白。

1.甲状腺片

其应用普遍，从小剂量开始，每日 15~30 mg，最终剂量为 120~240 mg。已用至 240 mg 而不见效，应考虑诊断是否正确或为周围型甲减。当治疗见效至症状改善，脉率及基础代谢率恢复正常时应将剂量减少至适当的维持量，大约每日为 90~180 mg。如果停药，症状常在 1~3 个月内复发。治疗过程中如有心悸、心律不齐、心动过速、失眠、烦躁、多汗等症状，应减少用量或暂停服用。

2.L-甲状腺素钠（T_4）或三碘甲状腺原氨酸（T_3）

T_4 100 μg 或 T_3 20~25 μg 相当于干甲状腺片 60 mg。T_3 的作用比 T_4 和干甲状腺制剂快而强，但作用时间较短，作为替代治疗

则干甲状腺片和 T_4 比 T_3 优越。由于甲状腺干制剂生物效价不稳定，而以 T_4 片治疗为优。

3.甲状腺提取物

USP 和纯化的猪甲状腺球蛋白已用于临床。

年龄较轻不伴有心脏疾患者，初次剂量可略偏大，剂量递增也可较快。干甲状腺片可从每日 60 mg 开始，2 周后每日再增 60 mg 至需要的维持量。老年患者剂量应酌情减少，伴有冠心病或其他心脏病史以及有精神症状者，甲状腺激素更应从小剂量开始，并应更缓慢递增，干甲状腺片每日 15 mg 开始，每两周或更久增加一次，每次 15 mg。如导致心绞痛发作，心律不齐或精神症状，应及时减量。

垂体前叶功能减退且病情较重者，为防止发生肾上腺皮质机能不全，甲状腺激素的治疗应在皮质激素替代治疗后开始。

周围型甲减治疗较困难可试用较大剂量 T_3。伴有贫血的患者，应给予铁剂、叶酸、维生素 B_{12} 或肝制剂。铁剂治疗时尚须注意胃酸水平，低者须补充。

有心脏症状者除非有充血性心力衰竭一般不必试用洋地黄，在应用甲状腺制剂后心脏体征及心电图改变等均可逐渐消失。

黏液性水肿昏迷的治疗：

（1）甲状腺制剂：由于甲状腺片及 T_4 作用太慢，故必须选用快速作用的三碘甲状腺原氨酸（T_3）。开始阶段，最好用静脉注射制剂（D，L-三碘甲状腺原氨酸），首次 40～120 μg，以 T_3 每 6 小时静注 5～15 μg，直至患者清醒后改为口服，如无针剂，可将三碘甲状腺原氨酸片剂研细加水鼻饲，每 4～6 小时一次，每次 20～30 μg。无快作用制剂时可采用 T_4，首次剂量 200～500 μg 静脉注射，以后静脉注射 25 μg，每 6 小时一次或每日口服 100 μg。也有人主张首次剂量 T_4 200 μg 及 T_3 50 μg 静脉注射，以后每日静脉注射 T_4 100 μg 及 T_3 25 μg。也可用干甲状腺片每 4～6 小时一次，每次 40～60 mg，初生儿剂量可稍大，以后视病情好转递减，有心脏病者，起始宜用较小量，为一般用量的 1/5～1/4。

（2）给氧、保持气道通畅，必要时可气管切开或插管，保证充分的气体交换。

（3）保暖，增加室温，添加被褥，室温要逐渐增加，以免耗氧骤增对患者不利。

（4）肾上腺皮质激素：每 4～6 小时给氢化可的松 100～200 mg 静脉滴注，清醒后如血压稳定可适当减量。

（5）积极控制感染，给予一定量的抗生素。

（6）补液及电解质：给予 5％～10％葡萄糖盐水静点，一般每日仅需 500～1 000 mL，补液中加维生素 C、氯化钾，并随时注意电解质平衡及酸碱平衡、尿量、血压等，如血压经补液后仍不升者，可用少量升压药，给药时注意心率的变化。因甲状腺激素与升压药合用易发生心率紊乱。

经以上治疗，24 小时左右病情可有好转，一周后可逐渐恢复。如 24 小时后不能逆转，多数不能挽救。

第三节　急性化脓性甲状腺炎

临床较少见到，大多数由于颈部感染直接累及甲状腺或由于全身感染（败血症）细菌侵入腺体所致。

一、病因

急性化脓性甲状腺炎的病原菌多为葡萄球菌、链球菌及肺炎球菌等，感染途径多为血源性；淋巴管淋巴液循环性；口腔、鼻咽、喉、气管、食管等邻近组织器官的炎症直接侵袭甲状腺；直接创伤感染；周身抵抗力降低后原处细菌活跃繁殖引致发病；另外，也可通过残留的甲状腺舌管炎症而来。

二、病理

甲状腺化脓性炎症可为局限性或广泛性，起病前如甲状腺已有结节性甲状腺肿则易发生脓肿，甲状腺本身正常者，则广泛性化脓较多见。脓液可侵入颈深部组织，少数病例脓液进入纵隔，甚至破入气管或食管。镜下检查可发现大量纤维化、局限性坏死区及中性白细胞和淋巴细胞浸润。

三、临床表现

病情较重，起病急，发热（38～39 ℃）、畏寒、战栗、心速、甲状腺肿大，甲状腺局部出现红、肿、热、痛及压疼，甚至可以触及波动，淋巴腺可增大，疼痛剧烈时，吞咽困难，不能进干食，周身乏力致卧床不起。化验检查白细胞及中性粒细胞显著增多，可达 1 万～2 万，白细胞分类中性常在 80％以上，检测甲状腺功能往往属正常水平。

四、诊断与鉴别诊断

急性化脓性甲状腺炎的诊断主要根据高热、白细胞增多、甲状腺红、肿、热、痛的特点，颈部疼痛非常明显，常向两耳、颊部或枕部放射，头部向后伸时疼痛可加重，低头时减轻，可引起甲状腺周围组织肿胀及炎症，如甲状腺肿大并触及波动感时，进行甲状腺化脓区的穿刺抽脓与化验可明确诊断。甲状腺 ECT 显像可显示：炎症部位放射性分布稀疏或缺损，而吸^{131}I 率、T_3、T_4 等检查均正常。

本病鉴别诊断应与甲状腺癌、亚急性甲状腺炎、桥本氏病或其他创伤性甲状腺炎等区别诊断。

五、治疗与预后

选择有效抗生素治疗效果甚佳，化脓时需穿刺抽脓或切开引流排脓、均可减少疼痛与发热，如有梨形陷窝内瘘亦应及时手术切开治疗。患病时应卧床休息，增加营养。甲状腺功能正常患者不需用调整甲状腺功能的药物，本病预后较好，病程往往 2～4 周经治疗而愈，多无并发症与后遗症。但个别患者可因治疗不及时或不当而发生败血症，使病情加重。

第四节 亚急性甲状腺炎

亚急性甲状腺炎又称病毒性甲状腺炎、De Quervain 甲状腺炎、肉芽肿性甲状腺炎或巨细胞性甲状腺炎等，于 1904 年由 De Quervain 首先报告，本病近年来逐渐增多，临床变化较复杂，常有漏诊与误诊，且易复发，起病多见于 20～50 岁成人，但也见于青年与老年，女性多见，男女比例 1：（3～4），该病特点为炎症可自行缓解，进展为原发性甲状腺功能减退者罕见。

一、病因

病因尚未完全阐明，一般认为和病毒感染有关。因为常在本病发病前有上呼吸道感染史或腮腺炎史等，发病常随季节变化，且具有一定的流行性。从患者甲状腺组织中可检出腮腺炎病毒，血中可检出多种病毒抗体，最常见的是柯萨奇病毒抗体，其次是腺体病毒抗体、流感病毒抗体、腮腺炎病毒抗体等。但亚急性甲状腺炎确实是由病毒感染的直接证据尚未找到。

本病属自家免疫性疾病的看法也有存在，因为有报告 35.1％～42.0％患者可检出抗甲状腺抗原抗体和抗微粒体抗体。但其滴度不高，也可能是由亚急性甲状腺炎损伤所致。因此，尚不能完全证明本病是自家免疫性疾病。

二、病理

甲状腺呈弥漫性肿大，达正常一倍之多，切面可见透明胶质散在有灰色病灶区。早期镜下滤泡上皮细胞内有淋巴细胞与多形核白细胞浸润，滤泡细胞被破坏，局部上皮细胞及滤泡周围间隙有中性炎细胞浸润。甲状腺上皮细胞变性、坏死，出现局灶性炎性反应，胶质减少或消失，并出现多核巨细胞及肉芽组织，随后出现纤维化，随着病变逐渐恢复滤泡上皮再生，巨细胞逐渐减少和消失，一般均可恢复至正常甲状腺结构。

三、临床表现

本病起病一般较急，起病前常有上呼吸道感染史。首先出现乏力与全身不适，并出现甲状腺部位疼痛，可放射至下颌、耳部或枕部，有时也可以没有疼痛。本病病程可数周数月至 1～2 年，常有复发，一般患者病程为 2～3 个月，故称亚急性甲状腺炎，病情开始时可表现为咽喉痛、头痛、发热（38～39 ℃）、畏寒、战栗、周身不适、乏力、多汗、食欲下降，可伴有甲状腺功能亢进症状，如心悸、气短、消瘦、易激动、颤抖及大便次数增多等症状。甲状腺肿大可单侧或双侧，呈弥漫性或结节性肿大，多无红肿，触之质地中等，有明显压痛，位于一侧者经过一定时间可消失，以后又可在另一侧出现，少数患者伴有声音嘶哑及颈部压迫感症状。随着病程的演变，个别患者早期有甲状腺功能亢进症状，中期出现甲状腺功能减退及恢复期甲功正常。患者如治疗及时，大多数可得完全恢复，只有极少数患者会发展成永久性甲状腺功能减退症。

在轻症或不典型病例中，甲状腺仅略增大，疼痛及压痛轻微，不发热，全身症状轻微。临床上无甲亢及甲减等表现。

四、实验室检查

血白细胞计数及中性粒细胞大多数正常或稍高，血沉增速。纸上蛋白电泳显示患者球蛋白水平升高，尤其是 α_2 球蛋白升高。甲状腺功能检查常有^{131}I吸收率下降，血浆蛋白结合碘（PBI）升高，T_3、T_4 水平升高或正常，TSH 水平降低，中、后期 T_3、T_4 水平偏低或正常。甲状腺核素显像示两叶放射性分布不均匀，或表现为稀疏缺损及"冷"结节。

五、诊断与鉴别诊断

本病的诊断主要根据其临床表现与实验室检查做出诊断。患者有急性感染伴有甲状腺肿大、结节、疼痛与压痛，在吞咽及伸颈动作时疼痛更加严重，同时出现全身症状。实验室检查血沉增快，白细胞正常或减少，T_3、T_4 值升高，而甲状腺摄碘率明显降低，一般低于 10%，甲状腺核素显像放射性分布不均匀或不显影，甲状腺穿刺活组织检查可明确诊断。试验治疗也可协助诊断，试用强的松 10 mg，每日 3 次，7～14 天如症状缓解，甲状腺缩小，疼痛减轻，可协助确诊。

亚急性甲状腺炎早期应与上呼吸道感染做鉴别诊断。早期症状发热、乏力、咽喉疼、全身不适常误诊为上呼吸道感染、急性扁桃腺炎、咽喉炎等。但使用抗生素治疗无效，甲状腺功能测定 T_3、T_4 正常或偏高，^{131}I 吸收率降低使鉴别不难。其次应与甲亢做鉴别诊断，两者常相混淆。甲亢时，甲状腺功能 T_3、T_4 及 PBI、^{131}I 吸收率均增高，而亚甲炎时甲状腺激素水平可增高，但 ^{131}I 吸收率下降，且甲状腺有明显的疼痛和触压痛。

急性化脓性甲状腺炎时，颈部常伴有蜂窝组织炎症，病因为细菌感染，全身和局部反应严重，白细胞数显著增高，甲状腺局部出现红、肿、热、痛等表现，对抗生素治疗可收到明显疗效。而亚甲炎表现为全身症状较轻，白细胞数不升高，抗生素治疗无效等。

慢性淋巴细胞性甲状腺炎起病缓慢，常不知不觉即发展为甲减表现，甲状腺肿大呈对称性或非对称性，质地较硬，无触痛，病程较长可持续数年，甲状腺球蛋白抗体滴度明显升高，微粒体抗体阳性率也极高，对诊断有重要临床价值。T_3、T_4 正常或降低，血沉多数正常，^{131}I 吸收率正常或增高或降低。本病如发展为甲状腺功能减退，则为永久性，这与亚急性甲状腺炎的转归不同。

结节性甲状腺肿伴内出血时，患者甲状腺部位可出现疼痛，起病急骤，但全身症状轻微，病程短，强的松治疗无效，常有多年甲状腺肿病史，B 超示甲状腺出血处为囊性，而亚甲炎的甲状腺肿为实质性。

甲状腺癌时，甲状腺结节性肿大呈进行性，质硬如石，颈部淋巴结肿大，消瘦、乏力明显，甲状腺功能开始时正常，以后可有甲减表现，甲状腺核素显像为"冷"结节。

慢性纤维性甲状腺炎一般有广泛的纤维化，累及甲状腺周围组织，产生压迫症状，进展缓慢，可达数年或数十年之久，甲状腺无疼痛，可累及神经和血管而出现声嘶及静脉怒张。T_3、T_4及 ^{131}I 吸收率均可正常，不难与亚甲炎鉴别。

六、治疗与预后

亚急性甲状腺炎急性期，每日可给强的松 10 mg，每日 3 次，当症状减轻，甲状腺缩小时，约需 2～4 周，即可将强的松减量至5 mg，每日 3～4 次，2～3 周后，可改维持量，每日 5 mg 维持2～3 周停药，总疗程 2～3 个月，不宜过久。以避免毒副作用的出现，如有发热时，可加用广谱抗生素 7～10 天，并应对症止痛。反复发作而甲状腺功能无亢进或正常时均可加用甲状腺片 40 mg，每日 1～2 次，还可起到缩小甲状腺的作用。亚甲炎急性期发热，甲状腺肿伴疼痛剧烈时，应进流食。卧床休息，颈部冷敷，并可加用阿司匹林或其他解热镇痛药。

预后一般良好，不留后遗症，大多数患者在半年左右均可痊愈，仅有少数患者可有复发，表现为甲状腺不见明显缩小或缩小后又增大。本病应预防呼吸道再感染或感冒，防止复发。

第六章　乳腺外科疾病

第一节　急性乳腺炎

急性乳腺炎俗称"乳痈"，多是由金黄色葡萄球菌感染所引起，乳腺的急性化脓性感染，几乎所有患者均是产后哺乳的产妇，初产妇尤为多见，发病多在产后 3～4 周。

其发病原因除产后全身免疫功能下降外，乳汁淤积和细菌入侵是两个重要因素。乳汁淤积有利于入侵细菌的生长繁殖。导致乳汁淤积的原因如下：

（1）乳头发育不良（过小或内陷），妨碍哺乳。

（2）乳汁过多或婴儿吸乳少，以致乳汁排空不畅。

（3）乳管阻塞，影响排乳。

乳头破损，致使细菌沿淋巴管入侵是感染的主要途径。婴儿口含乳头而睡或婴儿患有口腔炎而吸乳，也有利于细菌直接侵入乳管。

一、临床表现

初期患者主要感觉乳房肿胀疼痛；患处出现有压痛的硬块，表面皮肤红热；同时可伴有全身性症状，如畏寒、发热、乏力等。病变如果继续发展，则上述症状加重，疼痛可呈搏动性，并出现寒战，高热，脉搏加快。患侧腋窝淋巴结常肿大，并有压痛。白细胞计数明显增高。

乳腺急性炎症肿块常在数天内局限软化而形成脓肿。脓肿可位于浅表容易发现，也可位于深部需穿刺明确诊断。脓肿可为单房或多房；同一乳腺也可以同时有几个炎症病灶而先后形成几个脓肿。脓肿进一步发展，可向外溃破，或穿破乳管而自乳头流出脓液。向深部侵犯者则可穿至乳房与胸肌间的疏松组织中，形成乳房后脓肿。感染如不及时处理，严重时可并发败血症。

二、诊断要点

（1）哺乳期产妇（尤其是初产妇），出现乳房发胀，并有红、肿、热、痛感染征象。

（2）患乳检查有红肿、压痛、肿块，边界不清，如脓肿形成可有波动感，穿刺可抽出脓液。

（3）患者畏寒有发热、乏力等全身症状。白细胞计数升高，中性粒细胞增加。

三、治疗

（一）脓肿形成前的治疗

1.停止哺乳

用吸乳器吸出乳汁，保证乳汁通畅排出。

2.局部理疗

局部热敷，每次 30 min，每日 3 次。亦可用红外线、超短波等治疗。水肿明显者可用 25％硫酸镁溶液湿热敷，也可用金黄散或犁头草、蒲公英、金银花等鲜中草药捣烂外敷。

3.青霉素局部注射

皮试阴性后，将含有 100 万 U 青霉素的等渗盐水 20 mL 注射在炎性肿块四周，有促使早期炎症消散，必要时每 4～6 h 可重复注射 1 次。

4.抗菌药物

根据病情不同给予红霉素、螺旋霉素口服或青霉素、头孢类抗生素肌内注射或静脉滴注。

（二）脓肿形成后的治疗

急性乳腺炎形成脓肿后应及时切开引流。脓肿切开应注意以下问题。

1.正确选择切口

为避免乳管损伤形成乳瘘，浅脓肿切口应按轮辐状方向切开；深部脓肿或乳房后间隙脓肿应取乳房下缘弧形切口，经乳房后间隙引流。乳晕下脓肿应做乳晕边缘的弧形切口。

2.及早发现深部脓肿

如果炎症明显而无波动感，应考虑深部脓肿的可能，及时进行穿刺，明确诊断。

3.正确处理多房脓肿

术中应仔细探查脓腔，分离隔膜。

4.引流通畅

引流位置要位于脓腔最低点。脓肿巨大时行对口引流。

四、注意事项

（1）避免乳汁淤积，防止乳头损伤，并保持其清洁是预防急性乳腺炎的关键。

1）妊娠期应经常用温水，肥皂水清洗双侧乳头，保持清洁。

2）乳头内陷，一般可经常挤捏、提拉矫正。

3）要养成定时哺乳习惯，不让婴儿含乳头而睡。每次哺乳应将乳汁吸空，如有淤积可用吸乳器或按摩将其排出，乳头如有破损，应及时治疗。

（2）急性乳腺炎后，应停止哺乳，但不一定要终止乳汁分泌，否则影响婴儿喂养，要根据炎症发展情况而定。如感染严重或脓肿引流后并发乳瘘，须终止乳汁分泌。

（3）终止乳汁分泌，可口服己烯雌酚 1～2 mg，每日 3 次，2～3 天；或肌内注射苯甲雌二醇，每次 2 mg，每日 1 次，至收乳为止。也可用炒麦芽 120 g 煎服，连服 3 天。

第二节　乳房良性肿瘤

一、乳腺纤维腺瘤

纤维腺瘤（fibroadenoma）是乳腺最常见的一种良性肿瘤。通常是由纤维组织和腺泡上皮两部分组成，纤维组织常占主要成分。这种肿瘤体积愈大所含的纤维组织愈多；当肿瘤恶变时，主要是形成纤维肉瘤而不是腺癌。此症在乳房肿瘤中的发病率仅次于乳腺囊性增生和乳癌。

（一）病因

乳腺的纤维腺瘤与雌激素的过度刺激有关，也可能是因局部组织对雌激素刺激特别敏感。

（二）临床表现

多见于 20～39 岁间的妇女。病变一般为单发，约有 10％为多发。肿瘤一般 1～5 cm 大小，无疼痛和压痛，通常也无异常的乳头分泌，故其发现一般多属偶然。肿瘤通常呈球形，但有时也可以呈分叶状。肿块一般较坚实，常有硬橡皮样的弹性感，肿块在手指的按压下常有滑脱的现象。表面的皮肤也不粘连或皱缩。

（三）治疗

纤维腺瘤应手术摘除，并遵循下列原则：

（1）一经发现均应及时予以切除，并作病理检查。

（2）25 岁以下的妇女，如其乳腺内肿块在临床上确属良性，可以略为延迟手术，但如果患者为 30 岁以上，则发生乳腺癌的几率明显增加，故应及时切除。

（3）纤维腺瘤一般生长较慢，病程较长（超过 3～5 年）。如肿块突然加速增长而患者并无妊娠者，则可能为肿瘤的黏液性变或恶变，以切除为宜。

（4）由于纤维组织的增生一般较为弥散，故切除时最好将整个肿瘤及其周围的部分组织（距肿瘤边缘 1 cm）一并切除，或将受累部分作乳腺的区段切除。

二、导管内乳头状瘤 (intraductal papilloma of breast)

（一）病因

单纯的导管内乳头状瘤较少见，多数是乳腺囊性瘤的一种伴随病变，患者多为 30～49 岁中年妇女。乳头状瘤的病因为雌激素异常刺激所致。

（二）临床表现

1.乳头溢液

乳头溢液是导管内乳头状瘤最常见的表现，约 70% 的乳头状瘤有此症状，位置愈近中心部位者发生乳头溢液的机会愈多。约 1/4 为浆性溢液，3/4 为血性。多数患者的乳头溢液为间歇性；仅偶尔在内衣上见有棕黄色的血迹。也有些患者其乳头溢液较多，稍挤压乳房便有几滴血浆或血液从乳头溢出。观察乳头溢液所排出的乳管位置，对于手术选择切口位置和寻找肿瘤部位有指导意义。

2.肿块

约 1/3 病例能在临床上触及肿块。大多是大导管内的乳头状瘤，一般呈结节状，0.5～1.0 cm；少数可为条索状，长 1～2 cm。挤压该肿块时常见少量分泌物自相应的导管开口溢出。确诊有赖于手术探查和病理切片。

（三）治疗

导管内乳头状瘤本质上是一种良性瘤，恶变率为 6%～8%。治疗以手术为主，对单发的导管内乳头状瘤应切除病变的乳管系统。术前应精确定位，指压确定溢液的乳管口，插入钝头细针，也可注射亚甲蓝，沿乳晕边缘作半圆形的皮肤切口，充分游离皮瓣并把乳头翻转后，将病变的导管仔细解剖出。然后沿针头或亚甲蓝显色部位切除该乳管及周围的乳腺组织，如有恶变应行根治性切除。对年龄较大、乳管上皮增生活跃或间变者，可行乳房单纯切除。

三、乳房脂肪瘤（lipoma of breast）

发生于乳房的脂肪瘤称为乳房脂肪瘤。好发于 40 岁以上妇女，脂肪较丰满的大乳房内。多数位于乳房皮下，少数位于乳腺间质中。

（一）病理

1.大体形态

肿瘤色浅黄，有一薄层完整的纤维包膜，圆形或扁圆形呈分叶状，质地柔软。

2.镜下所见

可见包膜结缔组织深入瘤体中，将其分割成分叶状，由分化成熟的脂肪细胞所组成。瘤细胞较大呈圆形，胞浆内充满脂滴，胞核被推挤到近胞膜处。位于乳腺间质的脂肪瘤，有时见脂肪组织中夹杂有乳腺小叶的上皮结构。

（二）临床表现

患者常在无意中发现乳房内无痛性肿物。多为单发，偶见多发。瘤体呈圆形或扁圆形，扪之质地柔软。肿物直径 3～5 cm，病程长者可达 10 cm 以上，可推动，与周围组织无粘连。发生于皮下脂肪层者常较浅，可触及，发生于腺体内脂肪组织者则较深，不易触及。

（三）治疗

以手术治疗为主，对较小的脂肪瘤，可暂时观察。对较大而生长较快者可行手术切除。

第三节　多乳头、多乳房畸形

一、病因病机

多乳头、多乳房畸形（副乳房）是一种先天性发育异常病。正常情况下，自胚胎第 6 周起在腋窝至腹股沟连线上开始出现6～8 对由外胚层上皮组织产生的乳腺始基，随着年龄增长，除胸前一对表层细胞继续发育形成乳腺外，其余均逐渐萎缩并消失；如不退化消失，继续发育，则形成副乳房。如既有腺体组织存在，又有乳头形成，则形成完全副乳房。另外，尚有仅表现为乳腺组织的异位。副乳房多见于胸壁、腋窝和会阴处，而异位乳腺组织也可发生于膝部、大腿外侧、臀部、面部和颈部。副乳房不仅和正常乳腺一样受到内分泌的影响，而且也会发生良性和恶性肿瘤。因此，临床上应予以重视。

二、临床表现

在青春发育期前，副乳房多处于相对静止状态，以后随着第二性征的出现而逐渐增大。在月经期、妊娠期和哺乳期较平时增大，部分患者有疼痛感。完全副乳房者在哺乳期可出现乳汁分泌。副乳房多出现在腋下，其他部位少见，呈肿块样局部隆起，其中央部位常见乳头样突起，或仅有乳晕样色素沉着。肿块样隆起部位质地柔软，呈脂肪组织样感；有时呈腺组织样柔韧感，可有触痛，边界不清；有的可发生良、恶性肿瘤病变。另外，腋窝部较大的副乳房可因局部摩擦而出现表面皮肤糜烂现象。

三、辅助检查

（一）乳房 X 线摄影检查

可帮助显示有无乳腺腺体组织及肿物。

（二）组织穿刺活检

对存在肿块但性质不明确者，可使用 7 号细针穿刺行细胞学检查或粗针穿刺行组织学检查。

四、诊断和鉴别诊断

根据腋窝于腹股沟连线部位出现肿块样局部隆起，且在月经期、妊娠期和哺乳期较平时增大、有疼痛症状，诊断副乳房并不困难，但对无乳头存在的非完全副乳房者，诊断时需与腋窝部脂肪瘤鉴别。如隆起肿块较硬或局部隆起块内触及质硬肿物需警惕有副乳腺癌的可能，乳房钼靶检查和肿物穿刺活检可帮助诊断。

五、治疗

对于无明显临床症状、较小的副乳房可不处理。当有下列情况时，应进行副乳房的切除手术：①腺体逐渐增大，疼痛或局部摩擦不适而影响生活者；②副乳房内触及异常肿块，疑为发生良、恶性肿瘤者；③副乳房较大而影响外观者；④有乳腺癌家族史，心理负担重者。

手术时应尽可能使其位于隐蔽处。选择大小适宜的横梭形切口，游离两侧皮瓣后切除腺体样组织。伤口内置乳胶管负压引流，对切除的组织应常规进行病理切片检查，以免遗漏其他病变。手术应避免两种失误，一是皮肤切除太少，以致术后仍有局部隆起而影响美观；二是皮肤切除过多，以致术后影响上肢的上举。

第七章　胸外科疾病

第一节　胸壁软组织损伤

一、基本概念

在胸部损伤中，胸壁软组织损伤最多见，包括浅表皮肤擦伤、软组织血肿、肌肉撕裂伤、软组织挫伤和软组织穿通伤等。胸壁软组织损伤的致伤原因分为锐器伤和钝性伤。锐器伤多为刀刺伤、枪弹伤和玻璃扎伤。钝性伤主要为撞击伤、挤压伤、拳击伤和跌伤。

锐器伤常造成皮肤裂伤，肌肉断裂，软组织出血，疼痛，但是损伤仅限于壁层胸膜外，故又称为胸部开放伤，它不同于开放性气胸，在于损伤未进入胸膜腔。钝性伤为暴力作用在胸部，但皮肤保持完整无裂伤口，主要为皮下、软组织出血和肌肉断裂产生皮下瘀斑，血肿和局部深处肿胀。肿胀可因局部软组织炎性反应渗出、淤血或皮肤损伤所致。

二、临床表现

（1）胸壁软组织损伤，常有受伤局部疼痛，疼痛程度与暴力的强度、性质、持续时间及受伤部位的神经分布有关。

（2）钝性伤打击处局部肿胀，压痛明显，并可有不同程度功能障碍，严重损伤可因疼痛限制患者呼吸运动和咳嗽，导致肺部合并症。

（3）锐器伤因不同致伤物性质和强度可以造成皮肤表面伤痕、破损、撕脱和肌肉撕裂等。

三、诊断

（1）明确外伤史。

（2）受伤局部有皮肤、软组织伤口，或局部有皮下淤血斑、血肿，压痛明显。

（3）一般情况下心率、血压、呼吸多在正常范围。严重、大面积软组织损伤可出现心率加快，血压升高或降低，呼吸幅度变浅，频率加快。剧烈疼痛可致患者面色苍白、冷汗。

（4）辅助检查：①胸廓挤压试验阴性，提示无肋骨骨折或骨性胸廓损伤。②胸部正侧位片正常，可以排除胸内其他合并伤。

四、治疗

（1）治疗原则为受伤局部的对症处理，依据伤情给予活血、化瘀、止痛的中、西药物。

（2）钝性软组织挫伤可行局部理疗，受伤早期行局部冷敷，无继续出血迹象后行热敷或选用其他方法进行物理治疗。

（3）锐性伤皮肤软组织有裂伤口需要进行清创术。皮肤有破损者，彻底清除伤口内异物及坏死组织，充分止血。有血管、神经损伤给予相应外科处理，以后缝合伤口。伤口有严重污染，肌肉软组织损伤较重，估计感染发生率较高，清创术后伤口不缝合，予以开放换药，延期缝合。

（4）选择适当抗生素预防感染，短期口服镇痛药止痛。

（5）根据损伤情况决定是否给予破伤风抗毒血清（TAT）。

五、评论

（1）胸壁软组织损伤在临床工作中最常见，特别是在急诊室。而软组织伤又常发生在打架斗殴，如被他人拳击或脚踢损伤时，或乘车时突然刹车造成意外撞伤等。所以，在诊断胸壁软组织伤时需要慎重，必须排除其他胸内脏器损伤或合并损伤，最后才诊断软组织损伤。以免日后引起不必要的纠纷。

（2）钝性伤时需注意排除肋骨骨折，皮下淤血或软组织血肿虽有疼痛，但是压痛并不剧烈，难以忍受的压痛或疼痛长时间不缓解，应怀疑更严重的损伤。

（3）开放性胸外伤，应警惕有无异物进入伤口深处存留，如玻璃碎屑、弹片、子弹或折断的锐器。详细了解何种致伤物，进入胸部的方向、深度，拔出的锐器是否完整等。清创时应耐心认真，必要时扩大伤口以清除所有异物或可疑坏死组织，严重软组织损伤清创术后估计渗血较多时，可置放皮下引流，术后加压包扎，保证不留后遗症。此外，还应确定胸膜腔是否完整，是否存在小的开放性气胸或张力性气胸。

（4）当不能完全确定诊断时，需要进行辅助检查，包括胸部X线正侧位片，甚至胸部CT检查，排除其他损伤。

（5）某些胸壁开放性损伤，皮肤有裂伤口或持续出血，需要现场紧急包扎处理，以后再行彻底清创术。

第二节　肋骨骨折

肋骨共有十二对（真肋七对，假肋三对，浮肋二对）。肋骨前接胸骨，后连胸椎构成胸廓保护脏腑。

肋骨骨折可分为两种：脆骨与肋骨接合处骨折和真肋骨骨折。

一、原因

肋骨骨折多系直接暴力打击所致，如行路滑倒肋骨被硬物垫伤或肋骨遭受挤轧等。脆骨与肋骨接合处骨折，多见于胸部第二三胸肋。真肋骨折断多见于肋骨的中部（腋下部）。

二、症状与诊断

肋骨骨折（图 7-1）无明显肿胀，而有凸凹症状，尤以胸肋与脆骨接合处骨折凸凹明显，用手触摸时有的无骨擦音，有的骨擦音明显。肋骨中段骨折，自觉症状是咳嗽、行动时上身倾向患侧，有骨擦音，医者用手触诊时，亦有骨擦音。肋骨骨折，因肺部受到震动和损伤，故多有合并咳嗽症状者，痰内带血或吐血块。在吐痰与咳嗽时，疼痛剧烈并有骨擦音，行动时须用手按住骨折处。

晚间睡眠不能仰卧，须将背部垫起成半仰坐形式才觉舒适，有时呼吸短促。

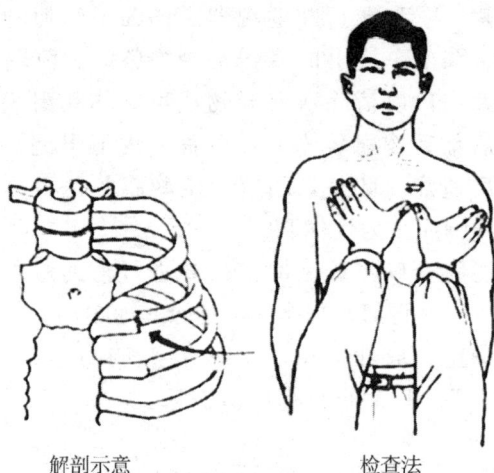

解剖示意　　　　　检查法

图 7-1　肋骨骨折

三、整复术

如胸部第二、三真肋与脆骨交接处骨折，多有错位一半，局部有突凹之症状，如此须用手法整复。外敷止痛膏，内服接骨散。5～6 周可愈，并无其他不良后果。如真肋中部骨折重叠时，在临床上应用的手法有两种：

（1）骨折在胸前面者，使患者仰卧位，在其背后胸椎处垫一小枕头使胸部凸起，令一助手整复牵引。医者用手摸准肋骨折端，使用推压法。推压时，须令患者大声咳嗽或向外鼓气，这样，能使患者陷下的肋骨托起。医者再用手向肋骨弯曲方向推压凸出部，即能复位。

（2）令患者取坐位。如系右侧真肋骨折，使患者抬起右侧上肢，向左侧倾斜，左侧肋骨骨折向右侧倾斜（图 7-2）。这样能借助肋下肌、肋间外肌和肋间内肌等肌肉之牵引，而易于手法复位。

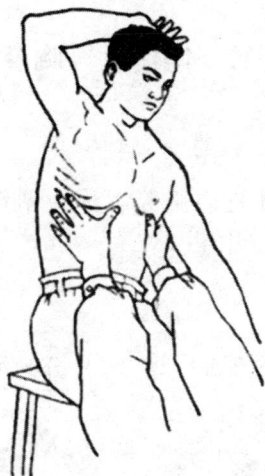

图 7-2　肋骨骨折整复法

四、术后处置

外敷止痛膏，以棉布垫垫好，再以厚纸片附在外部，用腿绷或布制绷带包扎固定（图 7-3）。包扎要松紧适宜。固定期一般约为 3~4 周，每 7 日须换药一次。7 日内服活血散，胸腹胀闷者可服四消丸或三黄宝蜡丸，7 日后可服接骨丹或接骨散，咳嗽时，可服止咳养肺等药物。

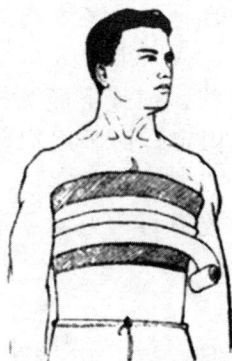

图 7-3　术后包扎固定法

第三节　创伤性气胸及血胸

一、创伤性气胸

凡因创伤造成气体进入胸腔者称为创伤性气胸。创伤性气胸发生率在钝性胸部伤中占 15％～50％，在穿透性胸部伤中占30％～87.6％。

（一）气胸的来源

气胸中积气的主要来源（图 7-4）分为如下几种。

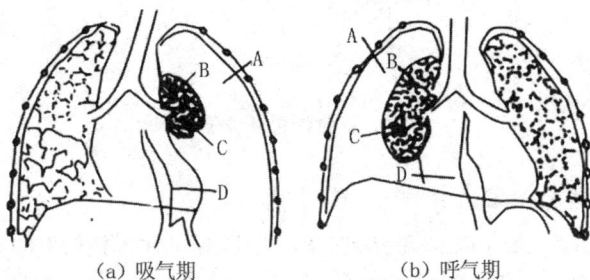

(a) 吸气期　　　　　(b) 呼气期

图 7-4　气胸中积气的来源

A.胸壁穿透伤；B.气管、支气管伤；C.肺挫裂伤；D.食管伤

1.肺挫裂伤

肺挫裂伤是最常见的原因，多因钝性伤致肋骨骨折，骨折断端刺破胸膜及肺组织，或因刃器火器性穿透伤。偶有医源性损伤，如胸穿、臂丛麻醉、锁骨下静脉插管、针灸等引起，当针头进入胸腔即被胸壁固定，而肺组织每次因呼吸移动，在动与不动时很容易被划破成裂口。在肺大疱、肺气肿、肺结核、肺炎、肺脓肿及胸膜粘连时可因咳嗽、活动时撕裂漏气，此称自发性气胸。

2.胸壁穿透损伤

胸壁穿透损伤即使时间短暂，在胸腔负压抽吸下气体也可迅速进入胸腔。

3.气管、支气管损伤

气管、支气管损伤多因暴力挤压、牵拉或气管压力骤然升高致气管破裂和膜部穿孔。

4.食管、胸胃（膈疝时）破裂

食管、胸胃破裂多因异物刺破食管或因剧烈呕吐，食管内压骤然升高而产生自发性破裂。

（二）气胸的分类

临床上根据病理生理变化把气胸分为闭合性、张力性和开放性气胸三类。

1.闭合性气胸

闭合性气胸指气体进入胸腔后与外界已无交通。为了确定治疗原则，根据肺被压缩的多少和临床症状、体征分为少量气胸、中等量气胸和大量气胸三类（表7-1）。

表7-1　闭合性气胸分类及治疗原则

项目	小量气胸	中等量气胸	大量气胸
肺压缩	30%～50%	50%～70%	70%～90%
症状	无或轻	气促、胸闷	呼吸困难
体征	与对侧比呼吸者减弱	可气管移位，叩鼓音，呼吸音明显减弱	对侧代偿性增强，气管明显移位，叩鼓音明显，呼吸音消失
治疗原则	可不予以处理或胸穿	胸穿减压	胸穿或闭式引流

在诊断时，只要伤情允许，必须摄立位后前位全胸片，以了解肺被压缩和纵隔移位情况。如果胸膜无粘连，当胸腔积气时，肺即有压缩，胸片上可见有压缩的弧形线，弧形线外无肺纹理。由于肺组织在胸腔内呈扇形分布，越近外带（远离肺门）肺组织占据体积越大。一般肺组织外带如压缩30%则实际已占肺体积的50%以上，如压缩50%（相当于中带中点）则实际已占肺体积的70%以上。肺组织压缩的多少和临床症状成正比，但和肺的质量、代偿能力、产生气胸的速度有直接关系。肺功能低下、慢性支气管炎弥漫性肺气肿患者即使出现少量气胸，有时亦会出现明显呼吸困难和发绀，处理时应采取积极态度，尽快给氧和穿刺减压引

流，但对青壮年完全可以不予处理。应该说明的是，气胸越少胸穿时越易划伤肺组织，造成更严重气胸，尤其对有肺气肿及肺大疱者，要谨慎行事。有时胸片显示大量气胸，由于缓慢发生，发生后又经代偿适应，伤员呼吸困难不太严重，因此在诊断和处理闭合性气胸时，应根据每个伤员的不同情况具体对待。

2.张力性气胸

（1）病因和发病机制：张力性气胸又称压力性气胸、活瓣性气胸，因伤口为单向活瓣，造成只进不出或多进少出，胸腔内气体持续增加，而致胸膜腔内压力明显增高呈进行性呼吸困难者。有学者报道：约占闭合性气胸的 14%，由于伤侧肺组织被高度压缩，并将纵隔推向健侧，致健侧肺亦被部分压缩，使有效呼吸面积骤然减少，肺循环血未经气体交换即由右向左分流，心脏、右心房以及上、下腔静脉受压、推移及扭曲，回心血量减少，颈静脉怒张，临床出现进行性呼吸困难、呼吸窘迫和发绀以及严重的低氧血症，如不能紧急减压，可迅速发生呼吸、循环障碍，可在短时间内发生呼吸、心搏骤停。

由于气胸压力过大，气体可穿破纵隔和壁层胸膜裂口，进入纵隔、胸壁肌肉间隙，在损伤的局部胸壁、颈部、锁骨上窝及胸骨切迹处出现皮下气肿，并可很快波及至胸、腹、面、头颈部，甚至四肢及阴囊皮下，有时可见到双眼睑皮下气肿，致不能睁眼视物和阴囊肿大似充气的足球等广泛性皮下气肿。

（2）临床表现和诊断要点：对张力性气胸伤员，必须从现场、运输途中或急诊科内迅速做出诊断和抢救处理，不宜做过多检查而延误救治时间。一般都有典型的临床过程，即：进行性呼吸困难、呼吸窘迫和发绀以及因严重缺氧而造成伤员双眼神的恐惧感，吸气时出现鼻翼煽动及三凹征（锁骨上窝、肋间隙、胸骨上窝），体瘦者和儿童尤其明显；颈静脉怒张、气管移向健侧、伤侧胸叩呈鼓音、听诊呼吸音消失等。早期呼吸快、深，脉快，血压升高，继而呼吸转慢而不规则，血压下降，至呼吸动作难以察觉，此过程常常非常迅速可在数分钟内发生，如不紧急处置，很快就会呼吸停止、心脏停搏。

（3）急救要领：①根据创伤史及典型症状和体征，立即行胸腔穿刺减压，紧急情况下应立即在锁骨中线第2肋间插入粗针头减压，并将针头与输血器官和水封瓶连接，可见大量气泡由水封瓶的导管下泛起，如同煮沸的开水气泡一般，并随着呼气动作总有水泡泛起，说明仍有持续漏气。此时应以直血管钳夹持露于胸壁皮肤外的针管，使针头斜面保持在刚进壁层胸膜的位置，加以固定使针头既不向内伸入，又不会向外滑出。②"针头＋指套"法特别适用于现场急救无输血器及水封瓶时。具体做法是在锁骨中线第2肋间插入粗针头，针柄处捆扎一只乳胶指套，末端剪一小裂口，当吸气时，气体由破口处排出，呼气时胸内压变小，指套萎陷，造成气体只出不进的单相活瓣。此法优点为简便、快捷是最应急的办法，缺点是易堵塞、易滑落、易损伤肺组织。

（4）治疗：在上述紧急处置后，可以从容地行常规的胸腔闭式引流。在有条件时，最好选用已消毒包装的较粗的（28 F或26 F）带气囊导尿管，在锁中线第2肋间切开小于管径的皮肤及皮下切口，以钝性分离插入胸腔，如用气囊导尿管则向气囊注水10 mL再向外轻轻拔出，如遇阻力蘑菇头或气囊即位于壁层胸膜内。连接相应粗细、长短的胶管，远心段置于500 mL水封瓶内。其最大优点是不易堵塞、不易滑脱，也不影响肺的膨胀，更不会因膨胀造成肺刺伤，是气胸及婴幼儿行闭式引流减压的最佳选择。观察水封瓶气泡和负压水柱情况，如安放胸腔引流管5～7日后，仍有大量气体溢出，同时，X线胸片示肺复张不良者，说明破口较大，需手术治疗。但对于引流管内气流极多，而氧分压不能改善者也应行急诊开胸手术。

3.开放性气胸

战时由于高速枪弹、剧烈爆炸的弹片、锐性兵器致胸壁缺损或形成隧道损伤，平时由于交通事故、高处坠落、异物及刀刃刺伤等造成胸壁破损，使胸膜腔与大气相通，空气随呼吸自由进出胸膜腔，造成一系列病理生理变化及严重呼吸、循环功能障碍。

如不及时救治，将导致早期死亡。

（1）发病机制：①呼吸面积骤减：气体一旦进入胸腔，使伤侧肺迅速压缩萎陷并推移纵隔向健侧移位，有效呼吸面积骤减，严重影响呼吸功能。②纵隔摆动：在呼吸时，由于两侧胸膜腔存在较大的压力差，致纵隔器官来回摆动，吸气时移向健侧，呼气时又返回伤侧，不仅影响静脉回流，导致循环功能紊乱；纵隔及肺门神经受到刺激，可产生胸膜肺休克（图 7-5）。③残气对流：当吸气时胸廓扩大，胸腔负压增加，健肺扩张，而伤侧进入大量气体，使伤侧肺受到挤压，留在伤侧的残气流向健肺。呼气时健肺回缩，内压增高，伤侧肺可因扩张内压无变化，致健侧肺内气体不仅排出体外，更容易"走近路"排入伤侧肺内，这样含有二氧化碳高的残气，在两侧呼吸道内往返流动，称为"残气对流"或"钟摆呼吸"，结果加重了残气和二氧化碳的蓄积。④静脉分流：由于伤侧肺受压、萎陷，肺泡失去气体交换功能，伤侧肺循环的血液未经氧化或氧化不完全即回左心而进入体循环，造成动脉血氧含量降低，又加重了伤员的缺氧和发绀。

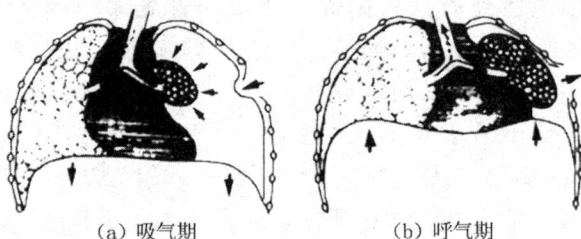

(a) 吸气期　　　　　　(b) 呼气期

图 7-5　开放性气胸的病理生理

（2）临床表现和诊断要点：开放性气胸伤员都有明确的外伤史和严重的呼吸困难，多在早期即出现发绀和休克，表现为呼吸急促、脉搏细数、躁动不安，检查受伤的胸壁可发现胸壁创口即可确诊，小的创口多有出血和气体进出伤口时溅起的软组织颤动和细小的血滴，并可听到"嘶嘶"的响声。一经确诊，应立即置带单向活瓣的急救包加压包扎，变开放伤口为闭合创口，不应作过多检查。值得注意的是已经现场包扎处理过的伤员，在急诊科内亦应检查包扎是否确切。常由于包扎厚度、密封不够，或敷料已有移动，其呼吸困难继续加重，迅速导致呼吸骤停。

（3）治疗：急救处理必须立即封闭创口，变开放性气胸为闭合性单向活瓣引流，应在现场或运输途中、急诊科内或一线救护所内进行，超过创口边缘约 5 cm 者，要求将单向活瓣妥善固定防止滑脱。简易方法有两种。①可将一只橡胶手套罩在胸壁缺损处，指套周围应密封，同时在任一手指尖端剪一裂口。②可将一块超过伤口的塑料薄膜，三面粘贴在缺损伤口周围，一面不贴，当吸气时可紧贴胸壁，呼气时又可打开。这两种方法都是形成一个使气体可出不可进的单向活瓣。

确定性治疗：包括抗休克、防治感染、另作切口开胸探查，处理继发性胸内脏器伤，同时清创修补、封闭胸膜和胸壁创口，并置胸腔闭式引流。

二、创伤性血胸

胸部损伤后致胸膜腔积血者称创伤性血胸，常见于胸部穿透伤或严重钝性挤压伤，其发生率在钝性胸部伤中的占 25%～75%，在穿透伤中占 60%～80%。

（一）病因

1.肺循环出血

钝性伤造成的血胸多由于肋骨骨折断端骨膜及骨髓腔出血难以自行收缩闭合，形成血肿及血凝块时出血可自行停止，但骨折端刺破胸膜，在胸腔负压的作用下很容易被吸入胸腔。如直接暴力较大，骨折断端向内刺入胸膜腔内，可刺破占据胸腔最大体积的肺组织导致损伤出血，这是最常见的出血来源。但由于肺循环的压力低（仅及体循环压力的 1/6～1/5），损伤的肺组织因弹性回缩及局部血气的压缩，出血速度较慢，甚至全肺广泛挫裂伤出血多可自行停止吸收和愈合。单纯肺挫裂伤引起的出血，多可经胸穿（少量）和胸腔闭式引流而治愈，真正需行开胸手术探查者仅为 5%左右。

2.体循环出血

体循环出血主要指心脏大血管、主动脉及其属支肋间血管、胸廓内血管、锁骨下动静脉、腔静脉无名动、静脉破裂，及肺动静脉出血，一般出血量大，速度快，休克和死亡发生率高。

（二）分类

临床上常根据出血量的多少，把血胸分成少量、中等量、大量血胸三类。单纯根据出血量分类是不够全面的，因为伤员胸腔有大有小、出血速度有快有慢、胸膜渗出有多有少。分类的目的应对判明伤情、分清轻重缓急，确定治疗原则有指导作用，据此根据液平面在 X 线立位胸片上的位置，估计引出的血量、症状和治疗原则分类见表 7-2。

表 7-2　创伤性血胸分类

项目	小量	中等量	大量
X 线立位胸片液面位置	平膈肌	达前第 4 肋间	超过第 2 前肋骨
出血量/mL	300～500	500～1 500	>1 500
症状	无或轻	可有休克	重度休克
治疗原则	可行胸穿	胸腔闭式引流	鼻引，必要时开胸

临床上出血量对伤员的影响固然很大，但出血速度对伤员影响更大。短时间内有中等量或以上出血，可致伤员严重休克，甚至可致呼吸心搏骤停，而缓慢大量血胸不一定发生休克。

（三）发病机制

1.急性呼吸循环功能障碍

当胸腔积血在短时间内超过中等量以上时，使有效循环血量减少，不仅可发生创伤和失血性休克，而且因为心肺大血管尤其是心房及腔静脉受压、推移萎陷和扭曲，使呼吸面积骤减，纵隔移位回心血量减少，导致急性呼吸、循环功能障碍。

2.凝固性血胸

少数伤员出血速度快，或使用大量止血药，当心、肺、膈肌尚未能去除或未完全去除纤维蛋白时，已经形成或部分形成了血凝块，称为凝固性血胸。血凝块占据了胸腔的部分空间，影响了肺膨胀。临床上经胸腔穿刺或闭式引流均不能引出，需在伤后2～3周内用胸腔镜或小切口行廓清术取出或吸出。

3.创伤性胸腔积液

有时少量或中等量血胸没有及时处理，血细胞自行分解所产生的代谢产物，刺激胸膜，渗出明显增加，可形成大量胸腔积液，使血胸稀释，此称为外伤后反应性或渗出性胸膜炎。当放置引流时，可见上为橘黄色渗出液，中为橘红色液体，下为酱油色和絮块状沉淀物。

4.包裹性血胸

因纤维素在胸膜肺表面或叶间沉着分隔，形成包裹性血胸，使引流困难。此时，必须在 B 超定位引导下作胸穿或留置引流。

5.血胸感染

平时创伤性血胸，由于在无菌操作下及时引流及拔管，同时应用抗生素预防感染，脓胸的发生率已大为减少。战时穿透伤多，有些引流不及时，无菌操作不严格，脓胸发生率高达3.8％～20％。

6.纤维胸

如果凝固性血胸或合并感染后未及时处理，由于纤维素的沉积，血管内皮细胞、成纤维细胞的侵入，使胸膜肥厚形成纤维板。脏层纤维板将影响肺的膨胀；壁层纤维板收缩，既影响胸壁的活动，又使肋间变窄胸腔变小。脏、壁层纤维互相愈着称为纤维胸，可损害正常呼吸功能。

（四）诊断要点

根据受伤史、内出血症状、胸腔积血体征，结合胸腔穿刺、B 超和摄 X 线立位后前位、伤侧位全胸片，诊断创伤性血胸一般并不困难。但还应明确血胸的定位、定量和定性诊断及鉴别诊断，以便尽快确定抢救和治疗原则。特别要重视对进行性出血的诊断。

1.出血量的诊断

（1）摄立位 X 线全胸片是少量、中等量及大量胸血分类的最重要根据。但有些伤员因休克或脊柱、下肢骨折而难以站立者，在卧位下摄胸片时除看到伤侧透光度稍有减低外是很难分清出血量多少的。可摄坐、立位或健侧卧位后前位全胸片，再结合仰卧位对伤侧胸壁进行叩诊，分清浊音界的位置，并与健侧比较，凡浊音界在腋后线以下为少量，腋中线者为中量，达腋前线者为大量。

（2）根据引流量和胸血血红蛋白量测定计数丢失的循环血量，作为补充血容量的参考。因为血液进入胸腔后对胸膜多有刺激，引起胸膜反应性渗出，使胸血多有稀释。因此丢失的循环血量可按下述公式计算。

已丢失的循环血量/mL＝胸出血量/mL×测出胸血血红蛋白量/mL×8.4/100

注：8.4 为常数，正常血红蛋白含量为 120 g/L，即 1 g 血红蛋白含在 8.4 mL 血浆内。

2.定位诊断

为了准确定位可摄侧位胸片或胸部 CT 片，或在 X 线透视下找出最近胸壁积血位置，也可行超声定位，对了解液体的位置、多少、深度，估计出血量，分析有无血凝块、胸壁的厚薄，找出距胸壁最近距离，确定进针方向和深度，避开邻近脏器均有实际意义。处理时应按超声检查时的体位，并在超声引导下进行胸腔穿刺。如仍不能抽出，则可能因针头细，致血液抽出很慢或针头被纤维蛋白或血凝块堵塞难以抽出。

3.定性诊断

（1）进行性血胸（胸内活动性出血）：对创伤性血胸，不仅要诊断有无胸血、胸血量和出血部位，更重要的是要判断胸内出血有无停止、出血量在减少或仍在继续。如确诊胸内进行性出血，经短暂抗休克仍不能逆转，应立即开胸止血。

凡有以下征象者应诊断为胸内进行性出血：①出血症状、体征明显，休克逐渐加深，每小时血红蛋白进行性下降者；②经快速补液、输血扩容后休克未能改善或改善后又复加重或补液、输血速度减缓时休克又见恶化者；③胸血经胸穿或闭式引流，液面下降后又复上升者；④引出的胸血迅速凝固但阴影逐渐扩大者；⑤在留置胸腔闭式引流放净胸血后，每小时仍有 200 mL 持续 2～3 h或15～20 min 内又突然出血在500～1 000 mL以上者。

（2）迟发性血胸：自 20 世纪 80 年代起，国内对迟发性血胸也开始有多组报道，其发生率占血气胸的 11.2％～25％。其诊断标准为：①胸部创伤入院时摄胸片无血胸，但 24 h 后出现者；②入院后确诊为血胸或血气胸，已行彻底引流摄片证明无血气胸而后又出现者。

迟发性血胸有以下特点：①出血量偏大，一般达中等量或中等量以上；②休克发生率高达 25％～65％；③确诊时间不一，短则 2 日，长则 18 日。

因此对严重胸部创伤的观察随访不得少于 2 周。迟发类型可分突发型和隐匿型实发型约占 1/3，多在活动后突然发生，如咳嗽、翻身活动时，多因为血凝块脱落、骨折断端又刺破血肿或血液流入胸腔或异物感染继发性出血等。临床表现有面色苍白、出冷汗，甚至有脉快、血压降低等休克症状隐匿型约占 2/3，为缓慢出血或血凝块破坏代谢产物刺激胸膜反应渗出增加，多在不知不觉中出现中等量或大量血胸。症状较前者平缓，也有当代偿失调时而突然出现气促、呼吸困难。迟发性血胸多在入院时无明显血胸表现而未被医护人员重视，在恢复期中突然或不知不觉中发生，容易漏、误诊而造成严重后果，应予以警惕。

（3）血胸感染：血胸感染多发生于开放伤、反复胸腔穿刺和长期留置引流管的患者。由于抗生素早期应用和彻底引流，近 20 年来血胸感染发生率已明显减少。但在基层医院，血胸引流不彻底、无菌操作不严格，血胸感染仍有发生。对典型病例诊断多不困难，如有明确的胸外伤病史及急性脓胸的感染症状和体征，胸穿或闭式引流有混浊、黄色脓液，即可确诊。但早期上述症状和体征并不明显，为尽早明确诊断，可借助以下方法确诊。①涂片法：取胸腔引出的血性液体行常规的胸液检查，特别作胸血染色对红细胞和白细胞进行计数。正常红细胞和白细胞为 500∶1（即红细胞 5.0×10^{12}/L，白细胞为 10×10^9/L 以下），如红细胞和白细胞比例小于 100：1，应考虑有感染。②试管法（彼得罗夫试验）：取胸血 1 mL，加蒸馏水 5 mL，充分混合及离心沉淀，3 min 后观察。正常液体为红色、清澈透明，异常（感染）液体为混浊或见有絮状物。③细菌培养法：细菌培养（需氧菌及厌氧菌）＋药物敏感试验，可见致病菌生长。

4.鉴别诊断

（1）进行性血胸伴休克与腹内实质性脏器伤伴内出血的鉴别有以下三种情况：胸内、腹内均有出血；出血以胸内或以腹内为主；腹内出血伴膈肌损伤，胸内不出血，但由于胸腔负压的抽吸使腹内积血被吸入胸腔，结果腹内积血很少，胸内有大量积血。这三种情况有一个共同的特点，即均有内出血并伴休克、均需抗休克抢救。如果需要手术止血，因其出血的来源不同、手术切口的部位不同，术前必须明确出血的来源。

在抗休克同时，分析以下情况有助于鉴别诊断。

①从创伤部位分析，如较大的直接暴力作用部位在第 6 肋以上或纵隔位置，首先考虑内出血来自胸部可能性大，而在第 7 肋以下肋骨骨折，首先应考虑上腹实质性脏器伤可能性大因为上胸部邻近胸壁的血管较多，而下胸部除近纵隔处外，血管相对较少。②从胸、腹腔穿刺或加腹部灌洗，应考虑积血最多的腔隙出血来源的可能性较大些。③用 B 超探查胸腹积血多少，并确定脾、肝、肾或胸腔脏器或膈肌损伤的部位。④以胸腔或腹腔镜检查膈肌及胸、腹腔脏器损伤的可能性。⑤如果仍不能确定出血来源时，可以先放置胸腔闭式引流，引出胸血量尚不能解释休克的严重程度，而腹内出血又不能除外可先行上腹径路剖腹探查。

（2）进行性血胸与一侧肺叶、双叶或全肺不张的鉴别气管、支气管或肺损伤时，因血块、分泌物堵塞致肺不张，而不张肺气体吸收后，肺体积明显缩小，见肺密度增加，胸片显示亦见大片致密阴影，容易和血胸混淆。鉴别方法是肺不张时气管或纵隔向患侧移位，膈肌抬高、肋间变窄，而血胸时气管纵隔向健侧推移，膈肌下降、肋间增宽。

（3）进行性血胸与一侧膈肌损伤伴创伤性膈疝的鉴别当膈肌损伤并有腹内脏器被吸入胸腔时，可见膈肌上大片密度增高阴影，也可推移局部纵隔向健侧移位，有时亦难与血胸鉴别。此时可在透视下改变体位，血胸或血气胸阴影始终为抛物线或液气平面并占据肋膈角和侧胸壁，而膈疝在站立位下阴影可部分回纳腹腔或仅局限在膈肌损伤部位。如作吞钡检查可见钡剂在膈上（和对侧比）显影。必要时行 B 超或胸、腹腔镜检查可以区分。当难以与创伤性膈疝鉴别时，不主张放置胸腔闭式引流，因为把疝入胸腔的胃泡误认为是血气胸的液平面而放置引流管后，会造成胃液外漏胸腔，发生组织腐蚀、自身消化，可引起严重胸腔感染，甚至造成中毒性休克。

（五）治疗

1.急救措施

急救措施强调边诊断边治疗，尤其张力性、开放性、进行性血气胸需紧急处理。在保持呼吸道通畅的同时，迅速封闭伤口，以防纵隔摆动。血气胸有张力者即行胸腔闭式引流术。循环不稳定者迅速建立有效输液通道，积极抗休克治疗。心脏压塞者立即手术。心包穿刺仅作为辅助诊断与术前准备的临时措施，不能作为有效的治疗手段。剖胸手术指征是：①胸膜腔活动性出血；②心脏投影区损伤伴有大出血、休克，或锐器伤伤道通过心脏、大血管区疑及心脏大血管损伤；③胸部开放伤口直径大于 6 cm，在原伤口清创、扩大探查；④胸腹联合伤。

2.胸腔闭式引流术

胸腔闭式引流术是创伤性血胸简单、有效的治疗方法。中量以上血胸、血气胸均应及早行胸腔闭式引流术。创伤性血胸引流术上应注意以下几点。①引流管应置于腋中线和腋后线之间的第6～8 肋间，其内径应大于 0.8 cm。置管后应定期挤压，伤后初期每 30～60 min 挤压一次，以防堵塞。当刚放置引流管后应逐渐或间断开放式引流，以防胸腔积液积气快速引出致胸腔压力迅速降低，肺膨胀太快引起肺水肿及纵隔摆动。②中量以上血气胸宜置上、下胸腔引流管。③在引流管无液体及气体流出 2 日后，如复查胸片无胸腔积液或积气，即可拔管。

3.及时处理合并伤及并发症

胸腹联合伤应果断施行手术。首先确定威胁生命的器官伤，优先处理大出血。下列情况优先剖胸：①心脏、大血管损伤和心脏压塞；②胸腔内持续大出血；③气管、支气管和食管损伤。无剖胸指征优先剖腹。胸腹同时活动性出血者最好由两组医生经一个胸腹联合切口同时手术。创伤性血胸常伴肺挫裂伤，具备发生 ARDS 的病理基础，加上抗休克时输入大量晶体，容易诱发 ARDS。ARDS 多发生在受伤后48 h。创伤性血胸尤其是肺挫裂伤严重者，均应想到发生 ARDS 的可能。休克基本纠正后严格控制输液量，尤其是晶体液，适当补充血浆和清蛋白，定时行血气监测，及时发现 ARDS 倾向，一旦发生，及早使用 PEEP 机械通气及激素治疗。

第四节 食管损伤

食管起自下咽至贲门上方，全长成人平均约 25 cm，直径约 2 cm，分颈段、胸段及腹段，后壁位于椎体前沿，前壁紧贴气管膜部及心脏、大血管之后，在颈段两侧为颈血管鞘，胸段两侧为纵隔胸膜和双肺之间。因直接、间接暴力损伤食管的概率很少，仅占胸部损伤的 0.6%，占食管损伤的 20%，而内源性食管伤约占 80%，近年来文献报道有增多趋势。由于合并伤多，容易被漏诊误诊，延误了治疗时间，可造成极其严重的后果。特别是在食管穿孔、破裂时，由于胸腔负压的抽吸作用，消化液很容易溢漏，导致纵隔及一侧或双侧胸腔等周围组织的化学性腐蚀，自身消化、感染、大出血，一旦破入胸腔可造成腐败性脓胸、张力性气胸等，病死率很高，平均达34%，但如能在 24h 内彻底清创手术引流修补，病死率可降至 5%，因此早期诊断、手术修补显得尤为重要。对于可疑食管伤者口服亚甲蓝，并由纵隔或胸腔内穿刺或闭式引流引出即可确诊，是最快捷、最可靠、最简单、最经济的定性诊断方法，应予以推广。再结合受伤史，作食管镜检查，口服泛影葡胺摄片见分流征象即可定位诊断和选择手术切口及术式。

一、医源性损伤

因器械造成的医源性损伤也可分内源性和外源性两类。平时以内源性较多，多由于食管内镜检查误伤，例如将食管憩室或隐窝误认为食管腔而穿破，对贲门失弛缓症，食管瘢痕、狭窄，使用不断增大的食管探子扩张时而破裂，食管肿瘤或外伤，在置管和放置记忆合金支架时损伤或将小的损伤下断端推移造成更大破裂者。临床上最多见的还是食管癌患者在行食管与胃肠吻合时缝线切割或张力过大或缺血坏死，在食管内压突然升高（如咳嗽）时突发破裂者。

二、食管异物

食管异物是常见的临床急症之一，在误吞或误吸的异物中，约20％进入呼吸道，80％进入消化道。一般以小儿及老人发病率高，单纯食管异物的诊断和治疗并不困难，主要问题在于异物所致的并发症。

（一）病因

食管异物多发生于小儿及老人或食管手术后。小儿臼齿发育不全，咳嗽反射迟钝，喜将物品含于口中或容易将未咀嚼的食物囫囵吞下，或在口含物品哭笑、惊骇时，误将物品吞下。而老人牙齿缺如，口腔感觉及反应能力差，配带义齿和牙托，也易将义齿等吞下。其次是在睡眠、昏迷、醉酒或全身麻醉时容易将口内异物吞下。习惯于"狼吞虎咽"的人，喜吃鱼类、家禽的人，患食管狭窄及食管运动功能障碍的人，精神失常及有自杀企图的人均易发生食管异物。此外，光滑圆润的异物，也容易坠入食管。

（二）食管异物分类

按其性质食管异物分为四大类：金属性、动物性、植物性和化学性。其中金属性异物最为多见，约占58.6％，按形状可以分为七类。

(1) 长尖形如鱼骨、缝针、枣核等。

(2) 扁圆形如硬币、纽扣等。

(3) 球形如玩具、石子、花生米等。

(4) 圆柱形如笔帽、竹筷等。

(5) 不规则形如义齿、手表、刀片等。

(6) 弹性不规则形如安全别针、发夹等。

(7) 质软体积大者如肉块、橘瓣。

异物可以停留在食管的任何位置，但最易停留在食管的三个生理狭窄处，即环咽肌食管入口处、主动脉弓及左主支气管的食管压迹处和膈肌食管裂孔处，其中以食管入口处的发生率最高。

(三) 发病机制

食管异物的病理改变及临床转归，与异物大小、形态、嵌留时间及是否存在食管病变有关。表面光滑的异物，除非体积太大或食管有原发病变，易于下移进入胃肠道。锐性异物，如骨片、金属片、铁钉等，在咽下过程中往往造成食管壁擦伤甚至裂伤。异物若滞留于食管腔内时，易造成管腔严重梗阻，食管黏膜有不同程度的充血水肿炎症。轻度炎症在去除异物后可自行消退，若异物长时间嵌留，可因炎症及压迫导致食管壁坏死穿孔。小的食管穿孔可造成局部食管周围炎或局限性食管周围脓肿，经食管穿孔处向腔内引流，病情得以缓解，假如穿孔大或感染严重，将造成颈部或纵隔的严重感染，沿组织间隙扩散、形成脓肿、穿破胸膜，形成脓气胸，表现为呼吸困难及全身中毒感染症状，感染也可侵及邻近器官，形成食管-气管瘘、食管-支气管瘘、支气管扩张、肺脓肿，食管-大血管瘘等。食管壁的广泛损伤及穿孔，愈合后可形成瘢痕狭窄及狭窄上端食管扩大。

(四) 临床表现

1.病史

询问患者吞入异物的病史十分重要，要问清异物的形状、大小、性质，有无疼痛、呕血、发热及胸腔和肺部并发症症状。一般成人和大多数儿童对吞咽异物的病史都比较明确。有些患者，特别是上段食管异物者，开始常有气哽、恶心、呕吐或呛咳，继之出现异物梗阻感，而胸段食管异物，除非发生并发症，一般自觉症状不明显。

2.疼痛

由于异物对食管壁的擦伤和刺伤，常有隐痛或刺痛，疼痛在吞咽时加剧，并可向胸骨上窝、胸骨后或背部放射，颈部活动或体位改变时，疼痛加重，一般颈段食管异物疼痛明显，并常有颈部压痛，胸段食管异物疼痛则较轻。

3.吞咽困难

因异物导致食管腔机械性梗阻及炎症、水肿、食管痉挛，发生吞咽困难，严重者滴水难咽。常伴呕吐，可致脱水、酸中毒。

4.分泌物增多

分泌物增多多见于儿童，疼痛及食管梗阻为唾液腺分泌增多的主要原因，小儿除流涎外，更有哭闹不止、拒绝吃奶，成人检查时可见梨状窝大量唾液或脓性分泌物潴留。

5.呼吸道症状

食管异物出现呼吸道症状，有以下四方面原因：①误吸；②气管受压迫；③炎症反应所致喉头水肿；④食管-气管瘘。症状包括：咳嗽、气急、发绀、声音嘶哑，多见于异物较大且嵌于环咽肌处，小儿表现尤为明显。

6.呕血

异物造成食管黏膜损伤，出血量一般较小，常处于咽下而不被发现，或仅在呕吐物中带少量血液。

7.长期无症状

长期无症状者约占食管异物患者的10%。

8.食管穿孔症状

食管异物可以穿透食管壁，破入纵隔、颈部、胸膜腔、心包腔、大动脉，导致化脓性炎症、脓肿、脓气胸、心脏压塞、大出血等。

（五）诊断

根据咽下异物病史、临床症状体征，结合 X 线及食管镜检查，诊断多无困难。小儿及精神失常、企图自杀的成人患者和咽下异物时间太长遗忘病史时，往往给诊断带来一定困难。

颈段食管异物患者饮水时，会表现出痛苦的面部表情及下咽费力，头由前下方向后上方移动的特殊表现。颈部局部肿胀、触痛、颈下部出现皮下气肿，往往提示食管穿孔。早期呕少量鲜血，多为食管黏膜的损伤，延期少量呕血，常为食管大动脉瘘大出血的先兆。

颈部及胸部正侧位 X 线检查，可以查明不透 X 线的异物的形状及位置，侧位片对检查肉骨等较小异物更有意义，可以避免遗漏，并可以观察气管与脊柱间的间隙大小，从而提示食管的水肿或周围脓肿。部分可透过 X 线的异物，平片不易显示，可以作食管吞钡造影或棉球浸钡吞服食管造影，有助于非金属异物的定位诊断。怀疑有食管穿孔或出血先兆时，不宜应用钡剂检查，而应改用可以吸收的泛影葡胺造影。食管镜检查作为首选方法一般用于临床和 X 线检查仍不能确定诊断的病例。

（六）治疗

食管异物治疗方法很多，大体可归纳为药物治疗、内镜下取异物及外科手术治疗三种，应根据异物的性状、嵌留部位、嵌留时间及有无并发症确定，不可盲目探取或刺激催吐。

1.急救

如误吞异物引起卡喉窒息，首先应施行 HeimLieh 手法急救。即用一手握拳另一手加在握拳的手背上冲压剑突下及腹上区，反复冲压直至内容物呕出。小儿只用双手中示指冲压上述部位即可。

2.药物治疗

药物治疗开展较早，主要是应用蛋白溶解剂以软化肉团异物，多采用稀盐酸、胃蛋白酶、胰蛋白酶、木公素等，该疗法有一定的效果，但可能产生食管穿孔等严重并发症，对于病程超过 36h，怀疑食管穿孔，X 线检查肉团中有骨片的患者不宜采用。

3.内镜下取异物

经内镜取出异物包括直接喉镜法及食管镜法。直接喉镜法主要用于食管开口上的异物，而多数情况下食管异物均可在食管镜下取出，如果异物巨大并嵌顿很紧，需要外科手术治疗。食管镜检查越早越好，对颈椎疾患、主动脉瘤、严重高血压及心脏病或有先兆性大出血时应慎重考虑。异物外形光滑、体积不大、食管无梗阻时，可以短期观察，部分异物可进入胃内，由肠道排出。

4.手术

食管异物一般均能在食管镜下安全取出，少数伴有严重纵隔、胸腔并发症或经食管镜取出失败的病例，可考虑外科手术治疗。

（1）手术适应证：①异物引起食管穿孔，并发颈部、纵隔、胸膜腔感染和脓肿形成。②异物嵌顿紧密，食管镜取异物失败，临床表现有穿孔可能。③异物巨大，形态为多角、带钩、带硬刺或边缘锐利，镜下取出困难。

（2）慎重选择手术的情况：①晚期穿孔感染局限，正在愈合时。②穿孔小，体征不明显。③某些食管腔内引流通畅的颈部食管穿孔。

（3）手术途径及方法：应根据食管异物及并发症情况而定。手术术式有：①颈部食管切开异物取出术；②经胸腔食管切开异物取出术；③胸段食管穿孔修补术；④食管壁内脓肿经食管镜切开内引流术或颈部切开外引流术。

三、食管异物合并胸内大动脉-食管瘘

（一）病因

食管异物刺破食管壁，致消化液外漏、纵隔感染，造成胸主动脉或胸内大动脉-食管瘘引起的大出血病死率很高。

（二）发病机制

Dubreuil（1818 年）首次报道 1 例本病，CTercteko 等收集文献报道 89 例，除自己及 Yonage 各治愈1 例外其余均死亡。本病之所以救治困难、预后险恶，与以下发病机制有关：

（1）食管损伤、穿孔并刺破血管形成内瘘。

（2）消化液外溢侵蚀及异物存留致食管、纵隔、大血管组织炎症、感染，有的形成脓肿，使病情更趋复杂。

（3）大动脉压力增高，致反复呕血或形成血栓、血肿、假性动脉瘤，但异物、血栓脱落和血肿、假性动脉瘤破裂，可造成难以控制的大出血。一般多有典型的出血过程。伤后早期多有"信号性出血"，继后异物、血栓突然脱落大出血，术中误切包膜大出血及缝合修补后感染再出血，常常是致命的直接原因。

（4）上述的食管损伤、内瘘、异物、感染及大动脉高压出血，可相互影响使病情加重，也可因损伤程度、瘘口部位和大小、就诊早晚而影响本病的转归。

（三）临床表现

根据致病原因的不同，可合并呕血前的不明原因的发热、胸痛、胸闷和呼吸困难等表现。起初出血量少多为新鲜动脉血，称为"信号性出血"，经短暂间隙期，一般为几分钟到几周，由于病因未除或血块崩溃，发生致命性的喷射性大出血，患者迅速死亡。

（四）诊断

对食管异物引起发热，并有"信号性出血"者，应考虑食管主动脉瘘可能，宜迅速利用短暂的出血间隙期查明原因。常用的检查方法有胸片、主动脉逆行造影、血管彩色B超等。有些检查需在患者情况许可、医院有条件时方能进行。床边胸片发现纵隔团块状。对一些锐利不规则异物剖胸探查既是诊断又是治疗措施。

（五）治疗

治疗方式上，主张以胸外科急诊手术为主的治疗原则。手术的关键是控制血流及防止消化液外漏，处理好大动脉及食管瘘口，彻底清创，去除异物，控制感染。

1.手术适应证

在未发生"信号性出血"之前，特别是伤后24h内，感染尚未发生前，是最佳手术时机。3～5日后已经造成感染，首次出现呕血，是危及患者生命的紧急时期，应争取急诊手术。具体手术指征如下所述：

（1）有明确的误吞异物史及临床症状。

（2）出现"信号性出血"。

（3）纤维食管镜下见到刺出食管外的异物或 X 线胸片示纵隔影增宽或钡餐、碘油造影有分流或挂棉球现象。

凡以上三项中具其两项者，就应当机立断行急诊开胸探查。

2.主动脉瘘口的处理原则

（1）阻断血流：控制出血是探查和处理瘘口的第一步，是避免术中大出血的重要保证。可采用瘘口两端套带法、阻断钳钳夹法、梯形无损伤钳瘘口侧壁钳夹法。如阻断时间过长，宜采用低温、降压、插管架桥，必要时可采用体外循环转流的方法。而未阻断血流就对瘘口探查或修补造成大出血的严重后果屡有报道。

（2）结扎法：结扎受损动脉两端，控制出血和消化液外渗。

（3）修补法：如瘘口小、炎症轻，可修补成功。

（4）切除、封闭与旁路手术：对瘘口大、炎症重、管壁脆弱、修补困难或有严重狭窄时，可采用炎症大动脉切除至达正常管壁，残端封闭，在远离感染血管壁作自体或人造血管旁路手术。Yonaga 报道先经右胸作降主动脉旁路手术，再经左胸作降主动脉病变切除，两残端缝闭，覆盖加固获得成功。宋氏提出为保证移植的血管不在感染区内，将移植吻合口缝合在膈下腹主动脉并以大网膜包裹，以避免术后吻合口感染再出血。

3.食管瘘口的处理原则

对瘘口小、炎症轻或分流不明显者，去除异物采用修补及局部组织覆盖缝合而获得成功。如瘘口大、炎症重，应果断采用食管切除或外置，争取二期手术，术后应重视抗感染，采取禁食、食管外营养、纵隔及胸腔引流措施。

4.纵隔炎症的处理原则

在有异物残留、组织坏死、感染严重时，彻底清创，反复冲洗、引流，局部及全身大量应用有效抗生素，带蒂大网膜或肌瓣转移，促进肺膨胀均至关重要。

四、自发性食管破裂

自发性食管破裂是一种比较少见的急性危重病症，它是指非直接外伤、非异物、非食管及邻近器官疾病引起的食管全层破裂，又称 Boerhaave 综合征，也有称呕吐性食管破裂、压力性食管破裂及非损伤性食管破裂等。发病以中年男性多见，在暴饮暴食引起的呕吐后容易发生。

（一）病因和发病机制

自发性食管破裂有 90％以上是由于剧烈呕吐时腹内压突然升高而引起。也发生于腹部用力过度时，如分娩、癫痫抽搐、哮喘、用力排便等使腹内压升高，迫使胃内压突然增高。当胃内充满食物时，此时患者又主动屏气调节，致双肺过度膨胀、胃幽门及食管入口紧闭、胃内压力升高更为明显，胃底无法抵抗升高的压力，致贲门开放，压力突然传导至食管腔内。呕吐时环咽肌收缩，食管内压力无法缓冲，食管壁压力过大，导致食管壁肌层首先裂开，随后食管黏膜破裂。由于中下段食管肌层以平滑肌为主，肌层薄，缺乏纵行肌的扩张缓冲，又处于负压的胸腔内，周围缺少包裹组织，因此，最容易发生破裂。体外食管腔内加压实验及临床患者的食管破裂几乎都发生在食管下 1/3 段，多见于左侧，呈纵向，长 2～8 cm，颈段及腹段食管破裂极为罕见。

（二）病理生理

自发性食管破裂病理改变的轻重取决于发病时间的长短和外漏胃内容物的多少。就诊时间晚，暴饮暴食后，食管及纵隔有化脓性炎症者重。新鲜裂口有时像剪开一样整齐。由于漏出胃酸的强烈刺激和消化液自身消化，可立即或短时间内出现下胸、腹上区剧痛，数小时后裂口边缘炎性肿胀、糜烂、坏死，愈合能力下降。破裂至纵隔者，气体、胃液、食物侵蚀纵隔组织引起感染，并出现纵隔气肿，向上发展可出现纵隔皮下气肿，形成液气纵隔。如果破裂一开始即穿破纵隔胸膜，则纵隔炎症不明显，而胸腔因受化学刺激及细菌污染，产生化学性和细菌性胸膜炎，导致严重呼吸、循环功能障碍，并出现中毒感染症状及水、电解质失衡，甚至发生休克危及生命。

（三）临床表现

1.胸腹剧痛

食管破裂常发生于呕吐之后，尤其是饱餐和酒后，患者突然感到胸部难以忍受的持续性剧痛，有时则表现为上腹痛。疼痛可以向肩部、背部、季肋部放射，疼痛常位于破裂的一侧，用止痛剂难以奏效。患者常呻吟不止，表情痛苦，躁动不安，甚至休克。随着时间延长，疼痛可能部分缓解。

2.呼吸困难

呼吸困难往往与疼痛同时发生，呼吸短促，频率逐渐加快，有时出现发绀。这是由于食管破裂后张力性气胸及大量胸腔积液所致。

3.恶心呕吐

恶心呕吐多在食管破裂前发生，食管破裂后多会消失，但部分患者仍有呕吐，或呕少量血性胃内容物，呕大量鲜血者极少见。

4.气胸及胸腔积液

气胸及胸腔积液包括明显呼吸困难，患侧胸部呼吸动度及呼吸音明显减弱。气管及纵隔向健侧移位，胸部叩诊上鼓音或下实音。此类症状、体征有时早期并不明显，随着破裂时间延长而明显加重。

5.纵隔及皮下气肿

摄胸片时发现纵隔气肿，颈部及上胸部皮下握雪感。约20%的病例听诊可闻及类似心包摩擦的咔嚓音，称为 Hanlmell 征，为纵隔积气、心脏冲动挤压产生的声音。

6.急性感染中毒症状

由于急性纵隔炎症及胸膜腔感染，可出现发热、气促、脉快、躁动不安，白细胞计数及分类增高及电解质平衡紊乱等。

（四）诊断

根据典型病史与体征，例如暴饮暴食，饮酒呕吐后出现剧烈的胸、腹痛与呼吸困难，气胸及皮下气肿，应高度怀疑本病，选择以下检查，尽早明确诊断。

1.X 线检查

如病情允许，应取站立位透视或胸部平片，可以发现纵隔影增宽、纵隔气肿、液气胸、皮下气肿的表现，个别破裂入心包者，尚可发生心包腔积气征。食管造影最好选用可吸收的碘液，如泛影葡胺，见造影剂外溢入纵隔和（或）胸腔，可以确诊。最好摄斜位片显示清楚。必须注意食管造影检查的阳性率在 75% 以下，X 线造影阴性时不能排除本病。此外，X 线检查可见破裂口的大小，往往与实际情况有较大偏差，这些现象主要是与食管破裂口被食管及凝血块堵塞及检查体位、技术有关。

2.胸腔穿刺术

胸腔穿刺术既是诊断方法，也是急救手段，可以缓解张力性气胸症状。抽出的胸液常混浊或脓性，呈酸性，淀粉酶明显升高，而血清淀粉酶升高不明显，可与急性胰腺炎鉴别。可在穿刺前 10min 口服亚甲蓝（美蓝）2 mL＋温开水 20 mL。如果亚甲蓝在胸液中出现，也可明确诊断。

3.胸腔闭式引流术

如发现引流液中含有食物或口服的亚甲蓝，则可确诊。

4.其他

急性期危重患者通常不作食管镜检查，只有对诊断产生怀疑或发病已久、周身情况稳定时方可考虑检查，以确定裂口部位、大小和炎症程度。

在临床工作中，本病误诊率很高，主要是对本病的发病机制及病理生理过程认识不足，而未按食管破裂进行检查。本病的临床表现类似某些胸腹部疾病。需要鉴别的疾病：出现上腹剧痛、腹肌紧张的疾病如消化性溃疡穿孔、急性胰腺炎、肠穿孔等；表现为胸痛、呼吸困难的疾病如自发性气胸、主动脉夹层动脉瘤、急性心肌梗死、食管黏膜撕裂症。特别要警惕把本病误诊为急性胃肠道穿孔而错误地行剖腹探查手术。

（五）治疗

本病一经确诊应急诊手术治疗，越早越好。术前准备包括应用止痛镇静药物、胸腔闭式引流、禁食及放置胃管行胃肠减压、大剂量抗生素、备血以及纠正水、电解质紊乱等。发病 6～12h 的破裂，及时开胸行修补术，多可奏效。发病超过 24h 的裂口，由于局部的严重污染及炎症反应，裂口愈合能力差，如果全身情况可耐受手术，仍可手术。也有发病 48h 后行修补，用膈肌瓣、胃底、胸膜、肺、大网膜包埋裂口取得成功的报道。发病时间长，局部炎症重，严重营养不良者，尤其是合并远端狭窄时，可采用"T"形管置入食管腔内，并从胸壁引流唾液及反流胃液，待窦道形成后再拔除"T"形管。一般不用切除破裂食管及行食管-胃吻合术。

对于危重患者，可以采用非手术治疗，如闭式引流、补液、抗感染等治疗，并同时行空肠造瘘管饲，但常需长达 2～6 个月的治疗。也可分期手术，先行颈部食管外置、胸段食管拔脱，关闭贲门，胃造瘘或空肠造瘘维持营养。待病情好转后，再用结肠或经胸骨后隧道重建食管。

对于年老、体弱患者也可试行覆膜食管支架治疗。有学者曾诊治一例 85 岁女性食管破裂患者，食管镜发现食管右侧壁 6 cm 纵行裂口，行食管支架治疗成功。

五、食管化学性灼伤

食管化学灼伤是因为误吞各种化学腐蚀剂所引起的食管意外损伤，伤后如果得不到及时处理，患者常死于早期或晚期并发症，后果严重，处理困难且复杂。

（一）病因及发病机制

食管化学灼伤的原因，小儿常为误吞，成人也有寻求自杀而伤害的。强酸和强碱溶液是常见的化学腐蚀剂。在我国，做面食时用苛性钠（火碱或烧碱）溶液为最常见的致伤原因。

食管化学灼伤的程度、病理改变和转归主要取决于腐蚀剂的种类、性质、浓度、剂量及其与组织接触的时间。液体腐蚀剂较固体更易引起食管的广泛性灼伤，因固体不易咽下，却易吐出。酸类腐蚀剂对食管损伤较轻，但因为胃液亦为酸性，缺乏中和作用，因此，对胃损伤较严重，酸类吸收后可引起全身严重酸中毒。强碱腐蚀剂具有强烈的吸水性，使脂肪皂化及蛋白溶解，因而有较强的组织穿透力，使黏膜坏死穿孔。除了强酸强碱外，吞服其他腐蚀剂一般很少引起食管严重的瘢痕狭窄。食管灼伤的程度与食管的生理性狭窄及吞咽生理有关，一般上段较轻，下段较重。

轻度灼伤，病变仅累及黏膜及黏膜下层，愈合后无瘢痕狭窄。中度灼伤深达肌层，可引起轻重不等的瘢痕狭窄，重度者侵及食管全层及邻近组织，引起坏死、穿孔，甚至全胃坏死。依病理变化过程，可以分为三期。

（1）急性坏死期。伤后食管全层炎症水肿，伴感染、出血及黏膜下血栓形成，食管受刺激后痉挛及严重水肿，造成食管梗阻，持续7～10日。

（2）溃疡形成期。由于急性炎症消散，坏死组织脱落可致出血，肉芽生长而瘢痕尚未形成，吞咽困难症状可以部分缓解。

（3）瘢痕狭窄形成期灼伤3～4周后，食管肉芽组织机化，胶原结缔组织收缩，引起管腔狭窄，并且逐渐加重，导致吞咽困难症状再次加重，持续约半年后呈现稳定，一般不再进展。有专家认为，此期食管相当脆弱，应用激素及食管扩张时应倍加小心。

（二）临床表现

依据食管化学性灼伤后食管的病理生理改变过程，吞咽困难等症状亦有一定变化规律。

1.急性期

一般在吞服腐蚀剂后，立即感觉口、唇、舌、咽、喉、颈及胸骨后剧烈疼痛，可放射到腹上区，唾液分泌增多，有时呕吐混有血液的胃内容物。吞服强酸者可出现全身性酸中毒及肾脏损害，胃亦明显灼伤，吞服碱液者则局部症状明显，全身中毒症状较轻，症状持续约1周。轻度灼伤者，全身症状不明显，亦无其他不良反应；中等度灼伤者除持续疼痛外，可逐渐出现感染、肺炎等并发症；重度灼伤者，不但食管损害严重，口腔黏膜、咽喉及食管周围组织常严重破坏，伴高热、休克和昏迷等明显全身中毒症状，并可出现纵隔炎、食管穿孔、食管-气管瘘、肺脓肿和大出血等致命并发症。

2.隐性期

食管灼伤后1～2周急性炎症逐渐消退，体温恢复正常，吞咽困难缓解，可以恢复正常饮食，故称为无症状期，一般持续3～4周。

3.狭窄期

食管灼伤3～4周后，开始瘢痕性愈合，吞咽困难症状逐渐加重，可发展至汤水难以下咽。食物及唾液贮于狭窄段食管上方，狭窄段上方食管扩张，反流物可误入呼吸道导致肺炎。由于长期进食不佳可以出现脱水、营养不良、消瘦及恶液质。一般认为食管烧伤后瘢痕形成过程持续约6个月。此后无吞咽困难症状者，狭窄发生率不超过1%。

（三）诊断要点

根据吞服腐蚀剂病史、口咽部灼伤及有关症状，一般诊断可以确诊进一步检查灼伤范围及程度，以便制定治疗措施。虽然食管化学灼伤时口颊部都有灼伤，但是口颊部灼伤并不完全表示食管有灼伤。

1.胸部X线检查

胸部X线检查可以了解有无食管穿孔及肺部并发症。

2.食管造影检查

食管造影检查简便而有价值，急性期检查可显示食管节段性痉挛及黏膜破坏，但是却很难准确地反映病变的程度及范围，有时还可能造成一些假象。一般主张急性期不宜作食管吞钡造影检查，待进入隐性期后则需定期复查，如发现狭窄征象，应早期行扩张治疗。

3.食管镜检查

近年来不少学者主张在灼伤后24～48h进行食管镜检查，是确定灼伤范围的主要手段。检查发现黏膜正常者，则无须治疗；检查发现浅表损伤，则需治疗并作密切随访。早期食管镜检查容易穿孔，危险性较大，因此，检查中如发现食管环形深度灼伤，应立即中止食管镜检查。也有学者认为食管镜检查于灼伤1～2周后开始施行，一方面可以确定诊断，另一方面可根据情况作扩张治疗。

以下情况不宜作食管镜检查：①咽喉部Ⅲ度灼伤；②呼吸困难；③休克；④有食管穿孔的表现。

食管灼伤的并发症分为全身及局部两种。全身并发症包括吞强酸者出现的酸中毒、休克、全身重度感染；局部并发症在灼伤早期主要是大出血、胃灼伤、幽门梗阻、食管穿孔、食管-气管瘘、喉头水肿、纵隔脓肿、急性精神病、肺炎、肺水肿等，晚期则可发生食管狭窄、支气管扩张、牵引型裂孔疝、食管瘢痕癌变。

（四）治疗

1.早期急救及治疗

病情危重时立即进行抗体克治疗，止痛、解痉、镇静、保暖、强心、利尿、禁食、输液，纠正脱水及水、电解质平衡紊乱。服用中和剂和黏膜保护剂：对于吞服酸性腐蚀剂者可口服2％氢氧化铝或镁乳，对于吞服碱性腐蚀剂者可口服稀醋酸、醋、橘子水、柠檬汁等。黏膜保护剂包括牛奶、蛋清、橄榄油、思密达粉等。吞服酸性腐蚀剂者禁用苏打水中和，以免产生过多气体，导致食管或胃穿孔。中和剂应早期应用，迟于2h才应用几乎无任何治疗效果。一般不用催吐剂，以免腐蚀剂反流加重食管损伤，且呕吐可能诱发穿孔。如果出现喉头水肿，呼吸窘迫，应当气管切开，小儿尤其应当注意。病情稳定后应留置胃管鼻饲，可保留3个月以上，既可以免除食物污染创面，还可以减少创面粘连，为日后食管扩张作准备。不要立即行胃造瘘术，重度食管灼伤患者病情稳定后，一般先作空肠造瘘维持营养，以利于二期胃重建消化道。如果胃或食管坏死穿孔，可以作食管胃切除、一期吻合、急性期还应当用大剂量抗生素，以控制感染。

2.预防瘢痕狭窄

皮质激素预防瘢痕狭窄的效果是肯定的，但剂量、应用时间仍无定论，必须早期（48h 内）开始，并与大剂量抗生素并用，开始剂量较大，以后逐渐减量。灼伤早期插入胃管或较粗塑料管，对保持食管管腔通畅有一定作用，急性期可以抽吸胃液，防止胃液反流。溃疡愈合后，又可经胃管饲食维持营养。在灼伤早期，经口吞入一根丝线或尼龙丝，其头端系一个光滑的小纺锤形金属物，以便定位。行胃造瘘时，可将此线由腹壁引出，作为食管扩张的引导线，甚为方便。食管扩张术可以在灼伤 2～3 周后开始，在食管镜明视下认清食管腔，可在事先吞下的丝线引导下进行，较为安全。开始每周扩张一次，逐渐加大扩张器的号码，延长扩张间隔时间。食管腔内早期置支架管（stent）是近年来开展起来的技术，它有助于食管腔在开放状态下上皮生长，可以代替部分食管重建术。

3.晚期治疗原则

食管灼伤的晚期治疗主要针对食管瘢痕狭窄，其他还有牵引型裂孔疝等。对于短而软的食管狭窄，食管扩张仍为首选的治疗方法，可以经食管镜扩张，也可以采用丝线导引法扩张。如果狭窄范围广、程度重，或已经行食管扩张无效者，宜进行手术治疗。手术时机应选定为食管灼伤至少 6～8 个月后，否则手术方式选择可能失当，造成再次狭窄。术式选择应根据病变部位、范围、程度而定。少数单一短节段性食管狭窄，可行局部纵切横缝，食管成形手术或局部切除，对端吻合术。对于食管狭窄范围较广者，可以行转流术、食管部分切除食管胃吻合术、结肠或空肠代食管等手术。

第五节　肺　癌

肺肿瘤可分为原发性和继发性两类。原发性肿瘤主要是肺癌，继发性肿瘤多系通过血液循环系统转移播散而来。此外，像肺肉瘤、淋巴肉瘤和肺的良性肿瘤临床都较少见。

肺癌大多发生于支气管黏膜上皮，故亦称支气管肺癌。近50年来大量报道说明肺癌发病率明显增高，尤其是工业发达国家和地区。

肺癌的发病原因至今尚不明确，一般认为与肺的慢性刺激有关，尤其是长期大量吸烟的人群，发病率明显高于不吸烟者。男多女少，中年以上，50～70岁最常见，40岁以下人群中亦不乏发病者。工业矿区发病率明显增高，与接触有害物质和空气污染关系密切。当然，免疫状态、代谢活动、遗传因素、肺部慢性感染等也可能对肺癌的发病有所影响。

一、我国的肺癌发展现状

每年的11月被世界卫生组织定为肺癌关注月。我国作为世界第一肺癌大国，每年大约有60万人死于肺癌，肺癌已经成为累计危险性最高的癌症。

肺癌是我国第一高发的恶性肿瘤。特别是近30年来，肺癌发病率一直持续升高。肺癌发病普遍提前5～10岁。

我国每年大约有60万人死于肺癌。在北京、上海等40多个城市，肺癌占人群中因恶性肿瘤而死亡的首位。

目前，北京的所有恶性肿瘤发病统计中，肺癌发病率和死亡率均居首位；同时，据全国肿瘤防治研究办公室提供的数字，目前肺癌发病已普遍提前5～10岁。

专家分析认为，学生群体和青年女性吸烟人数上升、工作节奏加快和不良的生活方式，很容易导致精神压力和抑郁，引起机体的免疫调节失调，从而间接积累，诱发肺癌。

二、病理

肺起源于支气管黏膜上皮，局限于基底膜内者称为原位癌。癌灶可直接向邻近组织蔓延生长，并通过淋巴系统、血液循环或支气管播散。肿瘤的生长速度和转移播散情况与癌的组织学类型和分化程度有关。

右肺多于左肺，上叶多于下叶。起源于主支气管、肺叶支气管的肺癌，位置靠近肺门者，称为中心型肺癌；起源于肺段支气管以下的肺癌，位置在肺的周围部分者，称为周围型肺癌。

组织学上将肺癌分为 9 种类型，各型临床及病理学各有特点，其中临床上常见的有以下 4 种类型：

（一）鳞状细胞癌（简称鳞癌）

鳞癌最多见，约占 50％以上。男性多发，年龄多在 50 岁以上。主要起源于大支气管，常为中心型肺癌，一般生长发展较慢，对放疗和化学治疗均较敏感，通常先经淋巴结转移，血行转移发生较晚。

（二）小细胞癌（又称未分化小细胞癌）

小细胞癌发病率低于鳞状细胞癌，男性多见，发病年龄较轻。一般源于较大支气管，多属中心型肺癌。部分小细胞肺癌的细胞形态呈梭形或燕麦形，胞质少，称燕麦细胞癌。小细胞癌细胞质内含有神经内分泌颗粒，故又称为小细胞神经内分泌癌。小细胞肺癌恶性程度高，早期通过淋巴及血行转移，预后差，对放疗、化疗均较敏感。

（三）腺癌

腺癌多发生于较小支气管黏膜上皮，大多属于周围型肺癌。发病年龄轻，女性多见。生长较慢，症状轻，往往在胸部 X 线检查时发现，呈圆形或椭圆形肿块。但有早期血行转移的特点，较晚发生淋巴转移。细支气管细胞癌是腺癌的一种类型，肺野周围多发，女性多见，发病率低，生长缓慢，起源于末梢支气管上皮，转移较晚，手术切除率较高。形态上有结节型和弥漫型两类，预后较好。但弥漫型分布广泛，无法手术切除。

（四）大细胞癌

大细胞癌又称大细胞未分化癌，较为少见，多起源于大支气管。癌细胞体积大，胞质丰富，胞核圆形、卵圆形或不规则形，分化程度低，恶性程度高，生长迅速，较早转移，预后很差。

此外，临床还有腺鳞癌、多形性，肉瘤样或含肉瘤成分癌、类癌、涎液腺型癌、未分类癌 5 种病理学类型。

三、播散方式

（一）直接蔓延

肺内原发病灶通过浸润破坏相邻组织，侵犯肺内小血管、肺静脉及淋巴管，继之直接侵犯肺动脉、心包、膈神经、迷走神经，也可侵犯胸膜引起胸水，亦可侵犯肋骨及邻近组织。

（二）转移

1.淋巴转移

淋巴转移是肺癌转移的主要途径。首先转移向肺内淋巴结，接着是肺门淋巴结，再转移向纵隔淋巴结并转移到双侧锁骨上窝淋巴结，还可直接向对侧锁骨上窝淋巴结转移（交叉转移）。肺癌侵入胸壁或膈肌后，可转移至腋下或上腹部主动脉旁淋巴结。

2.血路转移

血路转移为晚期表现，一旦出现预后不良。小细胞癌、腺癌的血行转移更为常见，多见转移向肝、肺、骨骼、脑、皮下等部位。另外，细支气管癌尚有支气管播散特性，但生长缓慢。

四、临床表现

肺癌男性多发，男女之比约（3～5）：1，患者年龄多在40岁以上。

（1）早期肺癌可以没有任何临床症状，特别是周围型肺癌发病较隐蔽，多在 X 线检查时发现。

（2）咳嗽：癌灶较大时，常发生刺激性咳嗽，多为阵发性干咳，易与感冒相混淆。

（3）咳脓性痰：当癌肿继续长大影响支气管引流时，肺部多继发感染有脓性痰咳出，同时可出现血痰，多数系痰中带血丝、血点或断续地少量咯血，极少见大咯血。

（4）支气管堵塞：肿瘤大到可以堵塞支气管时，患者出现胸闷、哮鸣、气促、发热和胸痛等症状。

（5）晚期肺癌：压迫和侵犯邻近器官组织或发生远处转移时，

可以出现以下体征：①压迫或侵犯膈神经，引起同侧膈肌麻痹。②侵犯或压迫喉返神经时引起声带麻痹，声音嘶哑。③压迫上腔静脉，引起上肢和上胸部静脉充盈、怒张，上肢静脉压升高。④侵犯胸膜引起胸腔积液，多为血性液且常伴有胸痛。⑤侵入纵隔，压迫食管致吞咽困难。⑥上叶顶部肺癌可以侵入和压迫位于胸廓入口的组织，如第 1 肋骨、锁骨下动脉、臂丛神经、颈部交感神经等，可以出现胸肩痛、上肢水肿、上肢运动障碍、静脉怒张、霍纳综合征（同侧上眼睑下垂、瞳孔变小、眼球下陷、患侧面部无汗等）。⑦少数癌症患者，由于癌肿分泌物质，临床上出现非转移性全身症状，如骨关节综合征［杵状指（趾）、骨关节痛、骨膜增生等］、重症肌无力、男性乳房发育症、多发性肌肉神经痛等，切除肺癌后上述症状可以消失。

五、临床分期

（一）TNM 分期（UICC，第六版，2002）

T——原发肿瘤。

T_x：原发肿瘤不能评价；或痰、支气管灌洗液中找到癌细胞，但影像学或支气管镜下未见肿瘤。

T_0：无原发肿瘤的依据。

T_{is}：原位癌。

T_1：肿瘤最大直径≤3 cm；被肺或脏层胸膜所包绕（未累及脏层胸膜）；未侵及主支气管。

T_2：肿瘤的大小或累及范围有以下任何一项特征：瘤体最大直径>3 cm；累及主支气管，但距隆突≥2 cm；脏层胸膜受侵；肿瘤扩散到肺门引起肺不张或阻塞性肺炎，但并未累及全肺。

T_3：无论肿瘤大小，只要直接侵犯以下任一部位：胸壁（包括上沟瘤）、膈肌、纵隔胸膜、壁层心包等；侵及主支气管距隆突<2 cm，但未及隆突；由其引起全肺的肺不张、阻塞性肺炎。

T_4：无论肿瘤大小，只要侵犯以下任一部位：纵隔或心脏、大血管、气管、食管、椎体、气管隆突，或肿瘤伴有恶性胸腔积液、心包积液；或原发肿瘤的同一肺叶内出现单个或多个肿瘤卫星结节。

N——局部淋巴结转移。

N_x：不能确定有无区域淋巴结转移。

N_0：无区域淋巴结转移。

N_1：转移至同侧支气管周围淋巴结和（或）同侧肺门淋巴结，包括原发肿瘤直接侵犯肺内淋巴结。

N_2：转移到同侧纵隔和（或）隆突下淋巴结。

N_3：转移到对侧纵隔、对侧肺门、同侧或对侧斜角肌或锁骨上淋巴结。

M——远处转移。

M_x：不能确定。

M_0：无远处转移。

M_1：有远处转移。

（二）临床分期

隐性肺癌：$T_x N_0 M_0$

0 期（原位癌）：$T_{is} N_0 M_0$

Ⅰ A 期：$T_1 N_0 M_0$

Ⅰ B 期：$T_2 N_0 M_0$

Ⅱ A 期：$T_1 N_1 M_0$

Ⅱ B 期：$T_2 N_1 M_0$、$T_3 N_0 M_0$

Ⅲ A 期：$T_3 N_1 M_0$、$T_{1\sim3} N_2 M_0$

Ⅲ B 期：T_4 任何 $N M_0$、任何 $T N_3 M_0$

Ⅳ 期：任何 T 任何 $N M_1$

2009 年 UICC 第七版中对 TNM 分期进行了修订，但尚未广泛应用于临床。肺癌新 TNM 分期变更的主要内容包括：T_1 分为 T_{1a}（≤2 cm）和 T_{1b}（>2 cm 且≤3 cm）；T_2 分为 T_{2a}（>3 cm 且≤5 cm，或合并其他因素且≤5 cm）和 T_{2b}（>5 cm 且≤7 cm）；原 T_2 肿瘤最大直径>7 cm 者归为 T_3；原发肿瘤同一肺叶出现其他癌结节由原来的 T_4 归为 T_3；原发肿瘤同侧胸腔内不同肺叶出现癌结节由原来的 M_1 归为 T_4；恶性胸腔积液、恶性心包积液、胸膜转移结节者由原来的 T_4 归为 M_1；M 分期分为 M_{1a} 和 M_{1b}，即恶性胸腔积液、恶性心包积液、胸膜转移结节、对侧肺出现转移结节者为 M_{1a}，胸腔以外远处转移为 M_{1b}。$T_{2b}N_0M_0$ 由 I B 期改为 II A 期；$T_{2a}N_0M_0$ 由 II B 期改为 II A 期；$T_4N_{0\sim1}M_0$ 由 III B 期改为 III A 期。

六、诊断

肺癌只有早诊断、早治疗，才能取得好的治疗效果。80％的肺癌病例在明确诊断时已经失去了外科手术治疗的机会。因此要广泛宣传，对 40 岁以上的人，应定期进行胸部 X 线排查，对久咳不愈、咳血痰及 X 线片检查发现肺部肿块者均应严加注意，周密检查。

（1）X 线检查：其是一种普及易行的主要的诊断手段。①周围型：直径 1~6 cm 或更大的肺野周围孤立性圆形或椭圆形阴影。块影不规则，常呈现小的分叶或显示切迹。边缘发出细而短的毛刺影，阻塞支气管时可出现肺不张，中心液化可以出现空洞。典型的肺癌的空洞是厚壁的偏心空洞，内面高低不平，无明显液平面和钙化。②结节型肺泡细胞癌：轮廓清楚的孤立球形阴影。弥漫型的肺泡细胞癌的 X 线表现类似肺炎，从小片到肺段甚至整个肺叶。③中心型肺癌：早期癌灶局限于支气管内，X 线片检查可无异常发现。支气管管腔被癌灶完全堵塞后可以出现相应的肺叶或一侧全肺不张。断层摄影或 CT 可见有肿块突入支气管腔内。癌侵犯到肺门和邻近组织或纵隔时，X 线片上可见到肺门区肿块或纵隔影增宽。晚期肺癌侵犯肋骨和胸膜腔。

（2）痰细胞学检查：准确率可达 80％以上，可以反复检查，尤其是咯出的血丝与出血点，多能查到癌细胞，有助于早期诊断。对高度可疑为肺癌者，应连续多日送痰进行检查。

（3）支气管镜检查：可直接观察肿瘤情况，判断癌灶或堵塞部位，尤其适用于中心型肺癌的诊断。虽稍有不适但准确率高。

（4）核素扫描：用 ^{67}Ga、$^{197}HgCl_2$ 等放射性物质进行扫描，有较高阳性诊断率。但对肺结核、肺炎等无特殊鉴别能力，不能单独用来诊断肺癌。

（5）纵隔镜检查：中心型肺癌检查阳性率高，但多已属晚期，不适宜手术治疗。

（6）胸腔穿刺活组织检查：即常用的经皮肺穿刺检查，阳性率高，但可致血、气胸及引起癌细胞播散，限制了其实用性。

（7）转移病灶活组织检查：可将晚期肺癌患者有表浅淋巴结转移或皮下结节者，行手术切除，经病理切片或行细胞学检查以明确诊断。

（8）胸腔积液检查：可找到癌细胞。

（9）开胸探查：不能确诊时，患者情况许可，可行开胸探查，明确诊断并尽可能切除肿瘤。

七、鉴别诊断

（一）肺结核

（1）肺部结核球：易与周围型肺癌相混淆，青年多发，病史较长或多年球体大小形态无改变。

（2）粟粒型肺结核：易与弥漫型细支气管肺泡癌相混淆，可见两肺细小颗粒状病灶，大小一致、均匀。结核毒性反应明显，对抗结核药物敏感。

（3）肺门淋巴结结核：易与中心型肺癌相混淆，多见于肺门淋巴结，青幼年多发，症状明显，毒性反应重，抗结核治疗有效。

癌与肺结核可以合并存在，两者易混淆。因此，对于肺结核患者原有病灶旁出现块状致密影、肺不张、纵隔增宽，经抗结核药物治疗效差者应引起高度警惕。

（二）肺部炎症

（1）支气管肺炎：早期肺癌发生的阻塞性肺炎，常易与支气管肺炎相混淆。支气管肺炎发病急，感染毒性症状明显，X线片检查多呈点、片状布满肺叶的阴影，经抗生素治疗易痊愈。

（2）肺脓肿：发病急，在急性期有明显感染症状，咳臭脓痰，量多，常可形成空洞；须与癌性偏心厚壁空洞相鉴别。

（三）肺部良性肿瘤

（1）肺部良性肿瘤：错构瘤、软骨瘤、纤维瘤等与周围型肺癌要鉴别。良性瘤多病程较长，发展生长缓慢，无症状，X线片检查显示阴影光滑。

（2）支气管腺瘤：低度恶性肿瘤，发病年龄较肺癌年轻，女性多发，临床表现类似肺癌，常反复咯血，应及早开胸探查和治疗。

（四）纵隔淋巴肉瘤

其与中心型肺癌易混淆。常有发热和其他部位淋巴结肿大，生长迅速，手术切除后易复发，对放射线敏感。

八、肺癌的早期诊断与筛查

（一）胸部 X 线检查

胸部 X 线检查可以作为在高危人群中进行筛查的一种手段，但并不能降低肺癌的死亡率，并不是作为肺癌早期诊断的较佳方法。

（二）低剂量 CT

发现低剂量螺旋 CT 与常规剂量 CT 相比，降低了患者接受的放射剂量，同时对肺结节检出也有较高的敏感度，可以作为肺癌筛查和早期诊断的工具。

随着 CT 扫描速度的加快，分辨率的增高，早期肺癌诊断的准确率也在增加。出现的以信息为基础的 CT 计算机辅助诊断系统，将会应用于临床，进行肺癌早期诊断。

（三）痰细胞学检查

痰脱落细胞学检查是传统的肺癌早期诊断的手段，主要适用于中心型肺癌的诊断，对鳞癌和 SCLC 的检出率较高。

（四）支气管镜检查

纤维支气管镜检查主要用于中心型肺癌的筛查和早期诊断。对周围型病变检出率低。对于某些癌前病变和原位癌，普通支气管镜则难以诊断。近些年出现的荧光支气管镜能对普通纤维气管镜不能检测到得可疑部位进行定位活检，可疑检出早期病变，从而可以提高肺癌的早期诊断率。

（五）电磁导航支气管镜技术的应用

电磁导航支气管镜是一项可以将支气管镜引导至外周支气管指定部位的方法，根据气道和目标部位 CT 影像重建的三维"地图"进行实时导航。目前有多种可用的电磁导航支气管镜（如 Olympus 导航系统、SuperDimension 系统）。SuperDimension 电磁导航支气管镜工作步骤为：①CT 扫描；②电脑处理，三维成像并制订计划；③导航支气管镜检查及活检。

电磁导航支气管镜可用于肺外周病灶诊断。普通可弯曲支气管镜诊断肺外周病灶的阳性率为 $36\%\sim86\%$，而电磁导航支气管镜的诊断阳性率为 $69\%\sim74\%$。电磁导航支气管镜为一项有希望的技术，有助于肺部孤立结节诊断和处理。该技术仍在发展中，进一步改善技术可提高阳性率，避免胸部结节患者接受诊断性手术，节省医疗花费。

（六）分子生物学技术

与肺癌有关的分子改变有：①染色体畸变-异倍体；②端粒酶活性异常；③3p、9p、8p、17p 的等位基因缺失；④p53、ras 基因突变；⑤p16、MGMT 基因异常甲基化；⑥抑癌基因 FHIT 异常等。HNRNP A2/B1 抗原过表达预测患者发生肺癌的准确性达到 90%。这些标记物对治疗早期肺癌有很大的帮助。

九、治疗

早发现、早诊断、早治疗是提高疗效的关键。早期以清除病灶为原则，晚期则主要是减轻痛苦，延长生命。治疗方法可选择手术疗法、放射或药物疗法，提倡上述 3 种方法的综合应用。

（一）手术疗法

手术是肺癌最重要和最有效的治疗方法。

1.适应证

非小细胞肺癌，无远距离及明显转移者均可手术，根据病情可做肺段、肺叶、一侧全肺叶切除术。小细胞肺癌常较早发生远处转移，以化疗和放疗为主，可在放射、化学药物治疗的基础上考虑手术治疗。

2.禁忌证

胸骨旁、胸膜及其他部位转移者；广泛肺门、纵隔淋巴结转移无法手术清除者；侵犯周围重要组织器官，无法切除者；全身情况太差无法耐受手术者；肝、肾、心功能欠佳者。

3.胸腔镜微创手术

胸腔镜微创手术是电视胸腔镜手术（video-assisted thoracic surgery，VATS）的简称。胸腔镜手术是胸外科手术步入微创手术的重要标志。胸腔镜微创手术以自己独特的优势目前已被广泛应用于胸外科疾病的临床治疗，也为各种患者提供了手术的新选择。

自20世纪90年代初国外开始报道早期肺癌的电视胸腔镜手术。国内近十年来开展得也比较多。目前早期肺癌优先考虑胸腔镜微创手术，已经是国内外胸腔镜专家的共识和普遍做法，远期生存起码不差于开胸手术。近年来，有向相对晚期肺癌拓宽手术适应证的趋向，从技术上来看部分病例是完全可行的，但长期的生存效果需要进一步验证。

（二）化学药物治疗

分化程度低的肺癌大多对化学治疗的效果较好，尤以小细胞肺癌明显。术前、术后用药目的是提高疗效，晚期使用药物治疗能够延长生命。可供使用的药物很多，如铂类、抗代谢药物、吉西他滨、抗微管药物等，不良反应大，疗效不一，使用中要注意不要损伤造血功能。同时根据情况可以联合用药。

（三）放射疗法

可控制和消除局部病灶。未分化癌高度敏感，鳞癌敏感，但腺癌与肺泡细胞癌不敏感。单独使用，3年成活率亦可达10％左右。术中可以放置标志物以备术后放疗。

晚期放疗主要是姑息治疗。放疗的主要不良反应是消化系统出现呕吐、食欲缺乏、畏食等。广泛转移，一般状况太差或已形成癌空洞者不再考虑放射疗法。

（四）免疫疗法

可采用特异免疫疗法（经处理后的自体癌细胞的皮下接种）或非特异性免疫疗法（卡介苗、转移因子等激发人的免疫功能）。

此外，中医中药亦有一定疗效。

（五）SCLC（小细胞肺癌）的分子靶向治疗

分子靶向药物正在研究评价其作用。其中有：①血管生长抑制剂：贝伐单抗、沙利度胺、Temsirolimus（CCI-779）和ZD6474。②基质金属蛋白酶抑制剂（MMP抑制剂）：马立马司他（Marimastat）、BAY-12-9566。③乏氧性细胞毒素：替拉扎明（TPZ）。④肿瘤疫苗：BEC2/BCG、GM1-KLM。⑤抗凋亡因子Bel-2抑制剂：欧利默森钠（Oblimersen）等。

（六）NSCLC（非小细胞肺癌）的分子靶向治疗

1.针对表皮生长因子受体家族的靶向治疗

①吉非替尼（gefitinib）；②厄罗替尼（erlotinib）；③西妥昔单抗（erbitux，C225）。

2.针对肿瘤血管生成的靶向治疗

①贝伐单抗（bevacizumab，avastin）；②恩度（endostar）。

第八章 腹部损伤

第一节 概　述

　　腹部创伤是创伤中的常见问题，约占全身各部位创伤的4％～8％。有生命威胁的腹部创伤需早期发现，尽快处理。如果没有组织积极的创伤救治，20％～35％送到医院活着的病人会不必要地死亡。腹部创伤的复杂性是众所周知的。首先造成腹部创伤的原因是多种多样的，锐器伤、钝性伤和枪伤、爆炸伤等不同原因造成的腹部创伤各有特点。其次，腹部创伤常是多发伤、复合伤的一部分，创伤本身的复杂性，不仅给处理腹部创伤带来许多困难，而且常常掩盖腹部创伤的症状和体征，使腹部创伤在诊断处理上延误。再次，在结构上，腹腔内脏种类多，有实质脏器，也有空腔脏器，有消化系统、泌尿系统，还有血液循环系统。在外伤中，单一脏器损伤、多处内脏损伤在诊断和处理上都是非常复杂的问题。

一、腹部创伤的原因和分类

（一）按照造成腹部创伤的原因分类

1.穿透性腹部创伤

常为刀刺伤，各种锐器伤及枪弹伤引起。

2.闭合性腹部创伤

常为坠落、碰撞、冲击、挤压、拳打脚踢等钝性暴力引起。

（二）按照内脏损伤的性质分类

1.空腔脏器损伤

包括胃、十二指肠、小肠、大肠、肝外胆管、胆囊和膀胱损伤。外伤后漏出的消化液（含胃液、胰液、胆汁及肠液）和尿液对腹膜产生了强烈的化学刺激，引起化学性腹膜炎。而后细菌繁殖，发生危及生命的细菌性腹膜炎。在临床上表现为空腔脏器穿孔和腹膜炎的症状及体征。

2.实质脏器损伤

包括肝、脾、肾和胰腺等损伤。外伤后表现为以腹腔内出血、低血容量休克为主。

3.腹腔内大血管损伤

腹腔大血管主要有腹腔动脉及其分支、下腔静脉及其主要分支和门静脉系统等。由于这些血管口径大，循环量大，损伤后出血严重，不及时处理死亡率极高。

二、危险因素及急诊室评估

（一）危险因素——判断病人有腹部创伤的指征

①不能解释的血流动力学不稳；②不能解释的低血容量性休克；③合并严重的胸外伤；④骨盆骨折；⑤意识障碍；⑥血尿；⑦客观体征，如压痛等；⑧主要的损伤机制。

（二）急诊室评估

1.目的

（1）腹部是否受到损伤？

（2）是否需要外科手术治疗？

2.评估

（1）循环稳定且没有腹部疼痛者可观察。

（2）创伤过程很重要，可由患者、家属、警察或现场急救者提供。

（3）对于穿透性腹部创伤患者，相关病史包括：时间、武器、伤口数目、弹道伤的方向（入口、出口等）、数目，如果可能还应包括腹痛的部位、程度、是否放射至肩部。

（4）不用麻醉剂是不可取的，正确的静脉内使用阿片制剂，可减轻病人的疼痛，以便获取准确病史和临床资料，不会引起抑制呼吸和大脑功能或降低血压。

三、诊断程序

穿透性腹部创伤诊断一般不困难，但对于闭合性腹部创伤，即使是经验丰富的创伤专家，通过体检作出腹腔内损伤的准确率也只有65％。有很多因素导致体检困难，如其他损伤部位的疼痛（尤其是腹部上、下部都有损伤时），饮酒、用药、头部受损所致意识不清。应借助一些辅助检查，对患者进行一些更客观的评估。

（一）X线检查

（1）脊柱侧位片、前后位胸片和骨盆片。

（2）直立位胸片比直立位腹部平片更易发现膈下游离气体。

（3）可获得子弹路径信息及是否存在其他碎片。

（二）造影检查

1.尿路造影

怀疑尿路损伤，不需紧急尿路造影，应行耻骨上膀胱切开术。

2.膀胱造影

可诊断膀胱破裂，基本检查包括排尿前后的正位，侧位和斜位片。

3.静脉注射泌尿系造影

可观察肾功能和解剖部位。

4.胃肠道造影

对孤立性单个内脏损伤或腹膜后损伤有用。

（三）诊断性腹腔穿刺冲洗术（DPL）

1.优点

（1）操作方便，并发症少，价格便宜。

（2）对腹腔内出血有高度敏感性和特异性（＞90％）。

2.缺点

（1）介入性操作。

（2）不能确定何种脏器损伤。

（3）遗漏腹膜后损伤。

（4）骨盆骨折可能导致DPL假阳性。

（5）敏感性太高，会减少非手术治疗病人数。

（四）CT检查

1.优点

（1）可观察何种器官受损，判断损伤严重程度。

（2）腹膜内及腹膜后脏器均可用CT观察，可估计腹腔内出血量。

（3）系列扫描可跟踪判断损伤的转归或进展。

2.缺点

（1）病人情况必须稳定，价格昂贵。

（2）漏检胰腺早期损伤。

（3）对膈、系膜和空腔脏器损伤的诊断正确率不高。

3.评估

CT查检仍是怀疑腹腔内脏器损伤、病情稳定患者的一种客观评估方法。

（五）B超检查

1.优点

（1）非介入性、快速、相对便宜。

（2）腹部闭合性损伤致腹腔内游离液体敏感性为81％～99％。

2.缺点

（1）对无腹腔积液的损伤敏感性差。

（2）对实质脏器检查帮助少。

（3）操作者经验因素影响大。

（4）对穿透性腹部损伤的检查仍有争议。

3.评估

（1）外科医生可以学会快速、准确地操作和解释超声检查。

（2）超声检查已取代DPL来评估闭合性损伤后病情不稳定的患者。

（六）诊断性腹腔镜检

1.优点

（1）只能用于病情相对稳定的病人。

（2）检查膈肌区域损伤优于其他检查，包括膈肌和脾脏。

2.缺点

(1) 价格昂贵，需要麻醉，充气时有产生张力性气胸或气栓的潜在危险。

(2) 检查肠损伤有局限性，不能检查腹膜后器官。

3.评估

能确定临床上未料到的膈肌损伤和被其他检查"漏诊"的损伤。

(七) 急诊开腹术

(1) 对有明显腹部损伤的不稳定病人，最好的诊断措施是开腹检查。

(2) 对病情评估越不确定，评估者越缺乏经验，对开腹的态度应越积极。

四、治疗

(一) 非手术治疗

1.适应证

(1) 不能确定有无内腔损伤、病情稳定患者。

(2) 诊断明确，仅为轻度的单纯实质脏器损伤病情稳定，如肝、脾破裂的患者。

2.观察

(1) 动态监测神志、生命体征（呼吸、脉搏、血压、血氧饱和度）和尿量变化，注意有无低血容量性休克发生。

(2) 腹部体征动态检查，注意有无腹膜炎体征及程度和范围的改变。

(3) 动态监测血红蛋白、红细胞压积、白细胞计数、血气分析的变化。

(4) 必要时可重复进行诊断性腹腔穿刺术或冲洗术（DPL）或进行 B 超、CT、血管造影等检查。

3.治疗

(1) 保持呼吸道通畅。

(2) 吸氧，必要时呼吸机辅助呼吸。

（3）循环支持，建立有效静脉通道。

（4）禁食，必要时胃肠减压。

（5）给予广谱抗生素及甲硝唑。

（6）腹部穿透性损伤患者，应注射破伤风抗毒素。

（二）手术治疗

1.适应证

（1）已确定腹腔内脏器破裂者。

（2）不能排除腹内脏器损伤，但出现弥漫性腹膜炎、膈下游离气体、低血容量性休克、胃肠出血不易控制，需急诊手术探查。

2.术前准备

（1）建立通畅静脉通道，交叉配血、放置鼻胃管和尿管。

（2）快速输入平衡液，如有休克，给予 7.5% 氯化钠（4 mL/kg）。

（3）除手术室常规设备外，还应准备快速输液装置、暖血设备、病人用电热毯、自动输液装置。

3.切口

腹正中切口。

（1）优点：切口向上或向下均可延伸。

（2）要求："宁大勿小"，应从剑突下延伸至耻骨联合。

4.出血控制

（1）若出血汹涌，用大纱布填塞左膈下、左结肠旁沟、盆腔和右结肠旁沟，以孤立出血区域。

（2）闭合性损伤时，最可能的出血来源是肝、脾和肠系膜，实质脏器出血用填塞法，系膜出血用钳夹法。

（3）穿透性损伤时，肝、腹膜后结构、血管和系膜均应检查。

（4）若填塞法无法控制出血，应控制此器官的供血动脉（如肝破裂行肝门阻断法），若效果仍差，可在主动脉裂孔处压迫腹主动脉。

5.生理学控制

（1）麻醉不平稳，不要进一步手术操作。

（2）患者病情稳定，逐步移去纱布垫，最可能的受损部位的纱布垫，应最后移去。

（3）任何出血部位要钳夹、缝扎或再填塞。

6.污染控制

从胃肠道漏出的污染，可用缝合或吻合器快速控制。

7.损伤的全面检查

包括：肝，脾，胃的前、后壁，大、小肠（包含十二指肠），膈，肝胃韧带，胰头、体、尾，腹膜后。必要时翻开十二指肠降部、左右结肠旁沟。

（三）损伤控制性关腹

在术中生理状态脆弱的情况下，为减少额外的手术应激而暂时性关腹。凝血机制障碍是终止手术或简化预定手术最重要的因素。

1.适应证

出现下列情况，考虑损伤控制手术。

（1）血流动力学无法稳定。

（2）无法处理的静脉出血（如肝后静脉）。

（3）预计手术时间较长。

（4）对其他损伤（如骨盆骨折）需要非手术治疗。

（5）切口无法合拢。

（6）希望再次检查腹腔内容物。

2.手术技术及最终目标

（1）控制出血，终止凝血状态恶化：①修复或结扎可及血管；②阻塞出血器官的流入血管；③纱布垫压迫；④术中或术后栓塞；⑤血管内分流。

（2）控制污染和继发损害：①结扎或钉闭肠管；②切除损伤部分。

（3）关腹：①减少热量、水分丧失，保护内脏；②若无法关腹，可行"三升袋"暂时性关腹。

3.在IUC病房中恢复正常生理状态

（1）恢复体温：①被动：电热毯、热水袋；②主动：胸腹腔灌洗。

（2）成分输血，纠正凝血象。

（3）最大限度地提高氧的输送：①足够高的前负荷（输液）；②血红蛋白达到 120 g/L；③肺动脉压和肺毛细血管楔压的监测；④纠正酸中毒；⑤测量、纠正乳酸中毒；⑥必要时强心支持。

（4）监测腹内压（IAP），避免腹腔室隔综合征（ACS）的发生：①Foley's尿管；②胃管。

4.再返回手术室结束手术

通过各项措施，使所有病人在 24 小时内（最多 48 小时）回到手术室。时间过久会产生成人呼吸窘迫综合征（ARDS）、全身炎症反应综合征（SIRS）、Sepsis 等问题。

5.必要时腹壁重建

（四）多系统损伤的开腹时机

1.腹腔内出血不稳定的病人

（1）需要立即手术。

（2）如合并严重的脑损伤或骨盆出血，应简化剖腹术，以便其他致命性损伤得到及时治疗。

（3）剖腹术期间，无论时间多短，若最初 Glasgow 昏迷指数<8，推荐进行颅内压监测。

2.具有头、胸、腹复合伤、病情稳定的病人

（1）CT＋造影可快速确定需要手术治疗的损伤。

（2）脑损伤和稳定的肝/脾损伤病人接受非手术治疗。

3.腹部损伤和肢体骨折病人

（1）除骨盆多发骨折或脱位外，剖腹术中大多数骨折可夹板固定。

（2）开放性骨折应在 6 小时内清创，给予抗生素。

第二节 腹部闭合性损伤

一、诊断依据

（一）临床表现

（1）腹部有直接或间接暴力外伤史。

（2）常有明显的腹痛、恶心、呕吐等症状。

（3）腹部压痛、腹肌紧张、反跳痛等腹膜刺激症状。伴有肝浊音界缩小或消失，肠鸣音减弱或消失，可考虑有腹部空腔脏器损伤。

（4）脉搏增快、血压低等休克症状。腹部出现移动性浊音，可考虑有实质脏器或腹部血管、系膜损伤。

（二）辅助检查

（1）诊断性腹腔穿刺或腹腔灌洗获得阳性结果。

（2）实验室检查：①红细胞计数和血红蛋白的测定：腹腔内实质性脏器破裂或内出血时红细胞计数和血红蛋白逐渐下降。但损伤的早期变化可能不明显，必须做连续的反复性检查。②白细胞计数和分类的测定：无论是实质性脏器或空腔脏器的损伤，多数病例在伤后 6 h 内白细胞计数升高。

（3）X 线检查，膈下可有游离气体。

（4）B 型超声波、CT 或 MRI 检查，对实质性脏器伤可确诊。

（5）腹腔动脉或肠系膜动脉造影，腹腔内出血有阳性结果。

（6）开腹探查确定诊断。

二、治疗方法

（一）治疗原则

（1）防治休克。

（2）抗生素治疗。

（3）纠正水、电解质紊乱。

（4）腹腔内脏器损伤诊断明确或有探查指征，应尽快开腹探查，根据各脏器伤情，做确定性处理。

（5）注意清洗腹腔，并根据情况放置引流。

（6）术后营养维持及对症治疗。

（二）治疗方法

腹部损伤为合并伤之一，遇此情况不应把腹部损伤作孤立的、局部的病变来处理。急救处理要抓住重点，心肺复苏是第一需要，首先要排除呼吸道梗阻，保证有效呼吸；其次是处理大出血，尽快恢复血容量，防治休克。在上述紧急处理的同时，为腹部伤进一步诊治创造条件。

（1）如能排除腹内脏器伤，可行保守疗法。腹直肌断裂或血肿继续增大时，可清除血肿，缝合断裂，结扎血管。

（2）若不能排除腹内脏器伤，可做腹腔穿刺或灌洗帮助鉴别，必要时开腹探查，同时清除血肿，结扎出血点及缝合断裂的腹直肌。

闭合性腹部损伤剖腹探查适应证：约 10％的病例早期无明确的体征，应在严密观察下，掌握好开腹探查的适应证，一旦出现探查指征即应果断进行开腹手术。一般情况下，下列情况可作为探查指征：①有明显的腹膜刺激征；②腹腔有游离气体，或 X 线显示肝脾阴影增大者；③持续性低血压，难以用腹部以外的原因解释；④实验室检查有进行性贫血；⑤腹腔穿刺或腹腔灌洗阳性。

三、好转及治愈标准

（1）治愈：经手术治疗后，症状体征消失，伤口愈合，无并发症。

（2）好转：经手术处理后，一般情况好转，伤口感染或窦道形成。

（3）未愈：遗留有暂时性空腔脏器瘘等，需 2 期手术处理。

第三节　腹部开放性损伤

一、诊断依据

（一）临床表现

（1）腹部有锐器或火器穿入伤史。

（2）腹部有开放性伤口，如贯通伤有入口和出口；而盲管伤只有入口。

（3）有内脏伤时，除有腹痛、腹部压痛、腹肌紧张等腹膜刺激症状外，可从伤口流出胃肠道内容物、胆汁、血液等，如伤口较大者可有大网膜或小肠脱出，甚至可看到有内脏的损伤。

（4）损伤严重者常合并休克症状。

（二）辅助检查

（1）X线检查协助诊断。

（2）血白细胞计数与中性粒细胞明显增高。

（3）B型超声波、CT或MR检查，对实质性脏器损伤可确诊。

（4）开腹探查确诊。

二、治疗方法

（一）治疗原则

（1）防治休克。

（2）抗生素治疗。

（3）纠正水、电解质紊乱。

（4）腹腔内脏器损伤诊断明确或有探查指征，所有可能进入腹腔之枪伤，均应尽快开腹探查，根据各脏器伤情，采用适当术式，作确定性处理。

（5）彻底消除腹腔内积血和异物，冲洗腹腔，酌情放置引流。

（6）术后营养维持及对症治疗。

（二）治疗方法

关键在于判断腹壁伤口是否与腹腔相通，有无合并内脏损伤及确定可否采用手术治疗。伤道的检查可采用食指或探条在局部麻醉下进行，必要时扩大伤道、以指尖进行确切的核实，若病人病情允许，可在局部麻醉下将导管插入伤道，周围用油纱条填塞，经导管注入 30%～38%泛影葡胺溶液 60～80 mL，拍片确诊。下列情况下可行开腹探查：①伴失血性休克；②伴有内脏器官（包括大网膜）脱出或消化道液、胆液、胰液、不凝血液溢出；③伴腹膜炎。对伤口小、就诊早、腹膜刺激征不明显者，原则上要行手术探查，以防漏掉脏器血管损伤而致严重后果。

（1）非穿透性腹壁开放伤，应行清创术，然后做 1 期缝合或延期缝合，必要时可放引流。

（2）穿透性腹壁伤，需另做切口探查腹腔，处理脏器伤后再对腹壁伤进行清创缝合。不应利用原伤口做腹腔引流，因伤道周围组织已受到不同程度的损伤和污染，容易发生感染及窦道形成。创伤引起腹壁缺损，清创后不能直接缝合者，可用转移皮瓣覆盖。若缺损过大无法覆盖，可用网膜或人造网状织物覆盖腹内脏器，缝合固定于缺损的边缘，待长出肉芽后再做植皮（去除或不去除织物）。若形成腹壁疝，日后可行整形修补。

三、好转及治愈标准

（一）治愈

经手术治疗后，症状体征消失，伤口愈合，无并发症。

（二）好转

手术处理后一般情况好转，伤口感染或窦道形成。

（三）未愈

形成空腔脏器瘘，需 2 期手术处理。

第九章　小肠疾病

第一节　小肠损伤

一、诊断依据

小肠在腹腔中分布较广，相对表浅，又无骨骼保护，受伤机会较多。在开放性损伤中，常为多发伤。除由外力引起外，腹肌的猛力收缩也可引起肠道损伤。

（一）临床表现

（1）明确的腹部创伤史。

（2）腹痛、腹胀、恶心、呕吐、发热。

（3）腹肌紧张，全腹压痛、反跳痛，有移动性浊音，肠鸣音减弱或消失。

（4）严重者可伴有休克表现。

（二）辅助检查

（1）腹腔穿刺或灌洗检查：可抽到血性或含肠内容物的液体，或腹腔灌洗液中发现有血液等。

（2）腹部 X 线检查可见气腹征，有膈下游离气体。

（三）注意事项

（1）对多发性创伤患者，由于病情复杂和危重，往往仅注意腹部以外的明显损伤，如骨折、颅脑损伤，或合并休克、昏迷等掩盖了腹部损伤的表现。此类患者应在积极抗休克的同时处理其他合并伤，并密切观察腹部体征变化。

（2）详细询问受伤经过，如受伤部位、外力大小、方向、伤后患者的反应；进行全面仔细地查体，对腹部压痛部位、范围、肝浊音界的变化、是否有移动性浊音、肠鸣音改变要逐一检查。对一时不能明确诊断者，要特别注意第一印象，动态观察、反复对比，观察期间原则上应留院，不应用麻醉止痛药物。

（3）正确利用和分析辅助检查。腹腔穿刺术是一简单安全的早期诊断手段之一，阳性率可高达80%～97%，对一次穿刺阴性者，必要时在不同部位不同时间重复穿刺，或选用腹腔灌洗术，腹部 X 线检查发现气腹征，对诊断空腔脏器破裂是可靠依据之一，但对阴性者亦不能排除空腔脏器破裂的可能，特别是伤后早期或下消化道的破裂。

（4）开腹探查术既是诊断手段，又是治疗手段，对部分患者诊断难以确定而又具备开腹指征者，应积极开腹探查，以便早期明确诊断，同时获得早期治疗。

二、治疗方法

（1）防治休克。

（2）抗感染。

（3）纠正水和电解质紊乱。

（4）手术治疗：怀疑或确诊有小肠损伤者应尽早手术，开腹探查，对全部小肠检查一遍，当然也不要遗漏其他内脏伤。小肠外伤的手术方式有：①对单纯的小肠穿孔，进行缝合修补术。②肠切除吻合术：适用于各种类型的小肠断裂和严重挫伤、小肠多处穿孔、肠系膜血管损伤所致的小肠血运障碍、小肠坏死等。

肠系膜断裂出血时，行止血修补术。为了保证手术顺利和防止手术后并发症的发生，应做到以下 6 点：①充分冲洗腹腔，清除腹腔异物，这是减少术后膈下、肝下、肠间隙、盆腔感染形成脓肿、造成中毒性休克、减少术后肠粘连、防止切口感染等并发症的重要步骤。②肠系膜裂孔应予缝合，以防内疝形成。③胃肠减压持续至胃肠功能恢复正常后。④全身使用广谱抗生素和甲硝唑。⑤注意保持水、电解质和酸碱平衡。⑥给予全胃肠外营养支持，对增强抵抗力、防治腹腔感染、肠内外瘘等具有一定意义。

三、好转及治愈标准

（一）治愈

经手术治疗后，症状体征消失，伤口愈合，无并发症。

（二）好转

经手术治疗后，一般情况好转，伤口感染或窦道形成。

（三）未愈

术后遗留有肠瘘，腹腔严重感染等，需 2 期手术者。

第二节　小肠炎性疾病

一、克罗恩病

克罗恩病又称 Crohn 病、节段性肠炎，是一种原因未明的、以回肠末段为主要病变的肉芽肿性炎症病变，但也可侵犯胃肠道的任何部分，包括口腔到肛门，合并纤维化与溃疡。转移的病变可侵及肠道以外，特别是皮肤。多见于青年人。临床表现决定于病变的部位和病变的范围。全身合并症可有发热、营养不良、贫血、关节炎、虹膜炎及肝病等。

（一）病因

确切的病因至今仍不清楚。可能与病毒感染、免疫异常和遗传有关。

（二）病理

1.病变部位

Crohn 病可累及胃肠道从口腔到肛门的任何部位。以末端回肠及右半结肠最常见。

2.肉眼所见

①典型改变是病肠较正常增厚 2～3 倍并呈皮革样。②病变肠系膜淋巴结肿大，直径可达3～4 cm。③病肠可与其他肠曲或器官粘连，甚至粘连成团。可因内瘘互相沟通，或构成脓肿的壁。④病变可单发或多发，跳跃式分布。⑤急性 Crohn 病肠壁病理改

变稍轻，主要改变为肠壁明显充血、水肿、增厚、浆膜面色暗红且呈颗粒状，黏膜呈鹅卵石状。

3.镜检

病变见于肠黏膜层、黏膜下层和浆膜层。有淋巴细胞聚集，可见生发中心。还可见到浆细胞、多核细胞和嗜酸性粒细胞。

（三）临床表现

克罗恩病起病隐袭，早期常无症状，或症状轻微，易被忽略。从有症状到确诊一般平均1～3年，有些患者发展到症状明显时才就医。

1.全身表现

体重下降，日渐消瘦为常见症状。约1/3患者有低热或中等度发热，不伴发冷，此时常为活动性病变。

2.腹痛

约占95%，常位于右下腹或脐周围，多为痉挛性痛，可因饮食诱发，排便后能缓解。

3.腹泻

腹泻是主要症状。约占92%，多为间歇性发作，大便次数与病变范围有关。可有脓血便。

4.便血

约占15%，结肠病变的患者可达40%。

5.腹部包块

约占20%，常在右下腹触到，有压痛。

6.肛门和直肠周围病变

以慢性、易复发的肛裂、溃疡、复杂肛瘘、直肠周围脓肿为特征。

7.腹腔脓肿、腹壁外瘘

极个别并发肠道穿孔。

8.营养缺乏

肠道的广泛病变，吸收面积减少，菌群失调，以致发生腹泻。厌食、食物摄入减少，因而出现不同程度的营养不良。

9.急性发作

远端回肠的急性病变导致急性阑尾炎样表现。

（四）并发症

分肠道和肠外两类。

1.肠道并发症

①肠梗阻。②瘘管。③肛裂。④肠出血。⑤肠穿孔。⑥癌变。

2.肠外并发症

发生率为 5％～10％，有结节性红斑、虹膜炎、口腔和生殖器浅小溃疡、多发性关节炎、脊椎炎等。30％广泛回肠病变患者可发生胆结石。还有尿石症、蛋白尿等。

（五）辅助检查

1.实验室检查

70％的患者有不同程度的贫血。活动性病变时末梢白细胞可以增高，约半数患者血沉增快，大便潜血阳性，血清免疫球蛋白增多。

2.X 线检查

钡剂胃肠造影是诊断的重要依据，肠系造影显示小肠末端最有价值，结肠病变则行钡灌肠。造影片中可见肠壁增厚、狭窄（线样征），15％的患者呈跳跃式多发病变，病变处还可见到纵行溃疡及裂隙，鹅卵石征。

3.内镜检查

纤维结肠镜检显示 50％以下慢性患者直肠无异常。末端回肠及结肠可以见到斑片状分布的口疮样小溃疡，黏膜深溃疡，纵裂鹅卵石征等特征性表现。

（六）诊断和鉴别诊断

对有上述病史和典型 X 线征象者，一般可明确诊断。但须注意与急性阑尾炎、溃疡性结肠炎、肠结核、结肠肿瘤、小肠淋巴瘤、肠阿米巴、放线菌病等鉴别。

（七）治疗

本病无根治疗法，且于术后复发率高，所以除非发生严重并发症，一般宜行内科非手术治疗。对不能除外阑尾炎而剖腹探查的患者，一旦发现为本病，应禁止行阑尾切除术。

1.非手术疗法

（1）支持疗法：①卧床休息，消除紧张情绪。②饮食少渣，无刺激性，富于营养的食物，酒、茶、咖啡、冷食或调味剂不宜食用。③适当补充维生素，纠正水电解质紊乱。④低蛋白血症或贫血明显者适量输血。

（2）药物治疗：主要是对症治疗。

解痉剂：腹泻、腹痛时，除注意食用少纤维素的食物外，可适当给以抗胆碱能药物，如在饭前给以阿托品或颠茄等。也可给以复方苯乙哌啶片（地芬诺酯 2.5 mg、阿托品 0.025 mg）1～2 片，3/d，对止泻效果较好。

抑制炎症及免疫反应药：柳氮磺吡啶（水杨酸偶氮磺胺吡啶，SASP）一般维持量 0.5 g，4/d，必要时可增加到 4 g/d，分次服用。应注意白细胞减少等副作用。甲硝唑（灭滴灵）0.4 g，2/d。ACTH 和肾上腺皮质激素，可有暂时效果，使食欲增加，体温下降，精神改善，但可引起副作用，加重肠出血、肠穿孔、肠坏死以及精神反应等，应慎重使用。免疫抑制药物如巯嘌呤，亦可应用环孢素（环孢霉素 A），但价格昂贵，不宜普遍应用。

2.手术治疗

患者大多为慢性，病程长，易反复发作，70%～75%的患者因其合并症而最终需要外科手术治疗。

（1）手术适应证：①肠梗阻。②肠瘘（包括内瘘）。③游离穿孔。④腹腔脓肿。⑤慢性反复出血和肛门病变等（内科治疗无效时）。⑥癌变。⑦严重的全身并发症（如关节炎、肝脏损害、脓皮病、虹膜睫状体炎）内科治疗无效者。

（2）手术方法：有 3 种方式，即短路手术、短路加旷置术和病变肠管切除端吻合术。术式的采用根据病情而定。

短路手术：是将不能切除的肠段近远段肠管进行吻合。此种术式仅用于十二指肠克罗恩病引起梗阻者。

短路加旷置术：是在病变近侧肠管横断，远侧断端内翻缝合近侧肠管与远侧肠管行端侧吻合术，此种手术适用于患者情况差，粘连广泛，或腹腔内感染不宜行肠切除者。但复发率高，易引起盲袢综合征，还有癌变的可能。可作为临时性措施，待情况好转后，再行二期病变肠管切除术。

病变肠管切除端端吻合术：是最常用的一种术式。切除边缘应距离病变肠管5～10 cm，不宜过近或过远。过近易致肠瘘，切除过多并不能降低复发率。

术后要坚持长时间内科治疗，尤其是血沉快、体温高、有慢性出血等存在活动性病变的患者，更要重视。因本病具有一定的癌变发生率，故应尽可能切除病灶。

二、急性出血性肠炎

急性出血性肠炎是一种病因不明的肠管急性炎性病变，好发于小肠，以局限性病变较为多见，偶见全小肠受累甚至波及胃或结肠；起病急、进展快是本病的特点之一。

（一）病因

急性出血性肠炎的病因至今不明确，目前认为感染和过敏发挥作用的可能性较大。急性出血性肠炎发病的地域性和季节性倾向、部分患者发病前存在肠道或呼吸道感染史、患者粪便中细菌培养阳性结果（大肠埃希菌或产气荚膜杆菌等）以及发病时出现发热和白细胞计数增高等一系列特点均提示感染可能是重要的发病因素。但多数急性出血性肠炎病例无法分离出单一致病菌，并且病理检查可以发现病变肠壁内大量嗜酸性粒细胞浸润和小动脉纤维蛋白性坏死，提示本病有可能是变态反应的结果。

（二）临床表现

急性出血性肠炎缺乏特异性症状，主要临床表现包括腹痛、腹泻、发热等。根据患者的临床特点和病程演进不同，可归纳为血便型、中毒型、腹膜炎型和肠梗阻型等四种临床类型。

急性出血性肠炎起病急骤，脐周或上中腹出现急性腹痛，疼痛多呈阵发性绞痛或持续性疼痛阵发加剧，严重者蔓延至全腹，常伴有恶心、呕吐。随之出现腹泻症状，由稀薄水样便发展至血水样或果酱样便，偶有紫黑色血便或脓血便，部分病例以血便为主要症状。多数病例体温中等程度升高，至 38~39℃，可伴有寒战；重症患者、部分儿童和青少年患者体温可超过 40℃，并出现中毒症状，甚至发生中毒性休克。

腹部查体有不同程度的腹胀、腹部压痛、腹肌紧张。肠鸣音通常减弱或消失，部分病例可以触及炎性包块；肠管坏死穿孔时，可有明显的腹膜刺激征。行腹腔穿刺可抽到浑浊或血性液体。

（三）诊断及鉴别诊断

1.诊断

在多发地区和高发季节，结合年龄、病史和腹痛、腹泻、血便、发热等症状，应考虑急性出血性肠炎的诊断。腹腔穿刺检查获得血性穿刺液者提示肠坏死的可能。实验室检查常有血白细胞计数升高，大便隐血试验阳性。粪便普通培养可有大肠埃希菌、副大肠杆菌或铜绿假单胞菌生长，厌氧菌培养可有产气荚膜杆菌生长。腹部 X 线片具有一定的诊断价值，早期病例可见到小肠积气扩张、肠间隙增宽和气液平面存在，病程进展后可见到肠壁内气体，X 线片出现不规则的致密阴影团提示发生肠段坏死，出现膈下游离气体时则表明并发肠穿孔。

2.鉴别诊断

急性出血性肠炎应与细菌性痢疾、肠套叠、急性阑尾炎、急性肠梗阻、克罗恩病、中毒性菌痢等相鉴别。

（四）治疗

急性出血性肠炎的治疗以内科治疗为主，50%~70%的病例经非手术治疗后可以治愈。内科治疗的主要措施包括：加强全身支持，纠正水、电解质与酸碱平衡紊乱；积极预防休克的发生，对已经出现中毒性休克的患者积极行抗休克治疗；禁食并放置胃肠减压；抗感染治疗，应用广谱抗生素和甲硝唑等以抑制肠道细菌特别是厌氧菌的生长；如便血量较大导致血容量不足，在静脉补液的基础上可以采取输血治疗；应用肠外营养支持治疗等。

急性出血性肠炎由于病情严重、发展迅速、内科治疗无效而持续加重或出现严重并发症时需考虑实施手术治疗，其指征为：①经腹腔穿刺检查发现脓性或血性液，考虑发生肠坏死或肠穿孔。②怀疑发生肠穿孔或肠坏死，导致明显腹膜炎。③经非手术治疗无法控制的消化道大出血。④经非手术治疗肠梗阻不能缓解、逐渐严重。⑤腹部局部体征逐渐加重。⑥全身中毒症状经内科治疗仍继续恶化，出现休克倾向者。⑦诊断不明确，无法排除需手术处理的其他急腹症。

剖腹探查明确为急性出血性肠炎的病例，应根据病变的范围和程度选择不同的手术方式。对于病变肠段尚未发生坏死、穿孔或大量出血的病例，可应用普鲁卡因做肠系膜根部封闭以改善肠段血液供应，不做其他外科处理，术后继续内科治疗。对于已经发生坏死、穿孔或大量出血的病例，则应切除病变肠段；如病变较局限，可行肠管的切除吻合手术；病变广泛者可行肠管切除，近侧和远侧肠管外置造口，以后再行二期吻合。由于急性出血性肠炎的黏膜病变通常超过浆膜病变范围，手术切除的范围应达出现正常肠黏膜的部位才可行一期吻合。

三、肠结核

结核杆菌在肠道所引起的慢性特异性感染称肠结核。多见于青壮年，女性患病略多于男性。肠结核所致的肠管狭窄、炎性肿块以及肠穿孔需外科治疗。肠结核多继发于肺结核，不少病例与腹腔结核、肠系膜淋巴结结核并存。肠结核好发部位为回肠末段和回盲部。肠结核在病理学上可分为溃疡型、增生型和溃疡增殖型。

（一）诊断依据

1.临床表现

（1）合并有活动性肺结核时，多有食欲缺乏、体弱、消瘦、午后低热、乏力、盗汗等全身症状。增生型者全身症状较轻。

（2）腹痛为隐痛或阵发性绞痛，以右下腹和脐周为著，常于进食后加重而排便后减轻。

（3）排便习惯改变，排便以腹泻多见，为水样便，很少有血便，典型的腹泻与便秘交替出现已少见。

（4）病变侵及结肠后大便含黏液及脓血。

（5）发展至肠梗阻时，阵发性绞痛较前剧烈；肠穿孔时有相应的急性腹膜炎症状。

（6）右下腹轻度压痛，肠鸣音活跃，增生型者多可在右下腹扪及固定的有轻度压痛的包块；合并肠梗阻时右下腹可有肠型、肠鸣音高亢等体征。如形成肠瘘可在前腹壁或侧腹壁出现瘘口。

2.辅助检查

（1）血常规示贫血，红细胞沉降率增大，痰及便的结核杆菌检查多呈阳性。

（2）胸部 X 线片有否肺结核。

（3）钡剂小肠造影及钡灌肠造影见相应肠腔狭窄变形、黏膜紊乱、充盈缺损等征象。小肠运动过快，回盲部有激惹现象，晚期可看到扩张的肠管并可看到"线样征"。

（4）结肠镜检查可明确回盲部或结肠结核的诊断。

（5）OT 试验阳性。

（二）治疗方法

1.内科抗结核治疗

常用药物有异烟肼，日剂量 0.3～0.4 g；利福平，日剂量 0.45～0.6 g；乙胺丁醇，日剂量 0.75～1.0 g；对氨基水杨酸，日剂量 8～12 g；链霉素，日剂量 0.75～1.0 g。采用二联或三联用药，除 PAS 宜分次口服外，其余口服药均可 1 次顿服。疗程 6 个月至 1 年。同时注意支持疗法及护肝治疗。

2.外科治疗

（1）适应证：①回盲部增生型结核包块。②瘢痕形成引起肠梗阻。③发生溃疡急性穿孔合并急性腹膜炎。④非手术治疗无效的大出血。⑤形成局限性脓肿或肠外瘘。

（2）术前准备：对有活动性肺结核或其他肠外结核者应进行一定疗程的抗结核治疗；加强支持治疗，改善全身情况。

（3）手术原则：原则上应彻底切除病变并行肠吻合术。术中视病变部位及局部病理学改变做相应的肠段切除、右半结肠切除或引流术等。术后继续抗结核治疗。

四、肠伤寒穿孔

肠穿孔是伤寒病的严重并发症，发生率为2%～3%，病死率较高。伤寒病是由伤寒杆菌引起的，肠伤寒病变最著部位为末段回肠。肠壁的淋巴结发生坏死，黏膜脱落形成与肠纵轴相平行的溃疡。穿孔与溃疡形成的期间一致，多在伤寒病程的2～3周。80%的穿孔发生在距回盲瓣50 cm以内；多为单发，多发穿孔占10%～20%。

（一）诊断依据

1.临床表现

（1）伤寒病的临床表现：①持续性高热。②表情淡漠。③相对缓脉。④脾大。⑤皮肤玫瑰疹。

（2）急腹症表现：①突然发生的下腹痛。②恶心、呕吐。③腹肌紧张。④腹部压痛、反跳痛；肠鸣音减弱或消失。⑤严重患者可有中毒性休克。

2.辅助检查

（1）实验室检查：WBC计数迅速升高；血清肥达反应阳性；大便培养阳性；伤寒杆菌培养。

（2）X线检查：腹部平片或透视约2/3病例可发现气腹。

（3）腹腔诊断性穿刺。

（二）治疗方法

伤寒肠穿孔确诊后应及时开腹手术。手术原则为穿孔修补缝合术，并应对术中发现的其他肠壁接近穿孔病变的其他肠壁处一一做浆肌层缝合，以防术后新的穿孔。对病变严重或多发穿孔，可考虑缝合穿孔后加做病变近侧回肠插管造口术。肠切除应严格限制于穿孔过多、并发肠道大出血、患者全身情况允许等少数病例，术后均应放置引流，术后继续伤寒病的治疗。

第三节　短肠综合征

短肠综合征系指小肠广泛切除后的严重吸收不良（腹泻、脂肪泻、体重减轻、营养不良等）综合征。一般认为小肠切除 70%以上，或切除小肠 50%且同时切除回盲瓣，或成人保留小肠不足120 cm 谓之小肠广泛切除。小肠大量切除常见的病因有急性肠扭转、坏死性肠炎、绞窄性疝、肠系膜上动脉栓塞、肠系膜上静脉血栓形成、肿瘤、Crohn 病、外伤等。

一、诊断

（一）临床表现

短肠综合征患者的临床表现和严重程度随残留肠管的部位、长度及有无回盲瓣的存留而异，主要有以下几方面表现。

（1）严重的腹泻和脂肪泻。

（2）水、电解质平衡失调、酸中毒、多种维生素缺乏。

（3）严重营养不良、疲乏无力、体重下降、手足搐搦、骨痛、骨软化、紫癜及周围神经病变，乃至精神症状。

（4）免疫功能低下。

（5）胃酸分泌亢进表现，胃部烧灼感、恶心、呕吐。

（6）短肠综合征患者后期可出现泌尿系结石、胆系结石等。

（二）辅助检查

1.血液检查

可有贫血和血清 K^+、Na^+、钙离子、镁离子、清蛋白、胆固醇等浓度降低，以及凝血酶原时间延长。

2.小肠功能检查

粪脂定量测定、血清胡萝卜素测定、维生素 B_{12} 吸收试验、D-木糖吸收试验等。

3.小肠液细菌培养

一般超过 $1 \times 10^8 /L$，为细菌生长过度。

4.胆盐浓度测定

血中结合胆盐浓度下降甚至缺乏。

5.X线小肠钡剂造影

可估计和观察剩余小肠的长度及代偿功能。

二、治疗方法

（一）非手术治疗

1.第 1 期治疗

（1）禁食、全肠外营养治疗，纠治水、电解质和酸碱平衡失调。补充必需的营养物质，使肠道得到充分的休息。

（2）抑制高胃酸分泌：可静脉滴注莫替丁、奥美拉唑等。用碳酸钙中和胃酸和游离脂肪酸。

（3）抑制肠蠕动、减轻腹泻：可酌情选用洛哌丁胺、思密达、考来烯胺每次 4～5 g，每日 3 次。

（4）消胆胺：结合胆盐，消除胆盐对结肠的刺激。

2.第 2 期治疗

为防止肠黏膜萎缩，宜早期开始肠内营养治疗。应给予碳水化合物、高蛋白、低脂肪及含有充分的微量元素和维生素的要素饮食。同时根据口服营养的情况，继续给予静脉营养支持补充。暂禁用乳糖制品。有高草酸尿患者，可限制水果、蔬菜入量。如残肠内有过多细菌生长者，可用氨苄西林、甲硝唑等抗生素治疗。

3.第 3 期治疗

经口摄入的食物以患者可以耐受的程度进行调整。既要保证热量和营养充分，而又不引起腹泻为原则。饮食以高糖、高蛋白、低脂半流或软食为主。避免高渗饮料，补充矿物质和维生素。患者终身需小心调节饮食并置于医师的监护之下。

（二）手术治疗

术后持续吸收不良而严格非手术治疗效果不佳时，可考虑手术。应当指出，不应在广泛小肠切除的同时做短肠的补救性手术，因对残存小肠的代偿功能难以足够估计，且在肠切除时做这类手术将会抑制小肠的适应性改变。一般宜在前次手术 6～12 个月以后再考虑。手术方式分延缓小肠排空、增加吸收面积及小肠移植3类。小肠延长术、肠黏膜替补术等增加吸收面积的术式尚处于研究阶段，小肠移植也远非确切的治疗手段。目前临床多用且有效的为多种延缓小肠排空手术。

（1）逆蠕动小肠段间置术：取带蒂残肠末段 10 cm，反转后吻合。

（2）小肠人工瓣膜成形术：利用肠管自身套叠或制作残端乳头形成一抵挡肠内容通过的瓣膜样结构。

（3）建立再循环肠襻。

（4）顺蠕动结肠段间置术：切取带蒂结肠段 15～20 cm，按顺蠕动方向间置于小肠中。

第四节　黑斑息肉病

黑斑息肉病是一种少见的家族性疾病。其特点是口腔黏膜、口唇、双侧手掌和足底有色素沉着以及胃肠有多发息肉。是一种显性遗传病，有很高的外显率，男性和女性都可携带基因。肠息肉和黑斑由单一的多显性基因所引起，临床上仅半数患者有家族史。

一、病理

（1）息肉为错构瘤。

（2）组织学上除正常的肠黏膜腺体外，可见到腺瘤性息肉中所没有的平滑肌成分。

（3）从黏膜肌层分叉如树枝样长入息肉内。

（4）黑斑最常见于唇部、口腔黏膜和手指，足趾、肛周、手掌和足底也可见到。

（5）息肉可发生在胃至直肠的任何部位。以空回肠最多见。

二、临床表现

（1）反复发作腹部绞痛，为肠息肉引起肠套叠所致。

（2）便血，为息肉糜烂引起出血。

（3）部分患者可扪及肿块。

（4）唇、口腔黏膜、手掌、足底多发性黑斑为本病特征。

三、诊断

（一）X线检查

可行胃肠道钡餐或小肠灌钡法证实胃肠道有无息肉。

（二）纤维内镜检查

对结肠直肠或胃息肉可行纤维结肠镜或胃镜检查以了解息肉的大小、分布、数目，并可做病理检查。

四、治疗

（一）观察

由于息肉分布较广泛，难以将息肉全部切除，而且极少癌变，故对没有明显症状的患者可以长期观察。

（二）手术治疗

手术的目的是解除临床症状而不是根治。

1.手术适应证

①肠套叠合并有明显的肠梗阻。②反复出现较大的肠道出血。③发现有个别孤立较大的息肉或多发性息肉密集于某一肠段，且有反复发作腹部剧烈疼痛。

2.手术方式

①并发肠套叠急诊手术如无肠坏死可行肠套叠复位术，尽可能做息肉切除，已有肠坏死者则行肠切除吻合术。②出血较大的息肉应予以摘除。③息肉大于2 cm者，手术探查，分别切开息肉段肠壁摘除息肉。

（三）内镜治疗

对于胃、大肠的息肉，可用内镜在检查的同时予以摘除或电灼。

（四）黑斑的治疗

唇部黑斑有碍美容，如患者要求手术，可以刮除。其他部位黑斑可以不治。

第十章　肛管疾病

第一节　肛　裂

肛裂是肛管皮肤全层裂开继发感染后形成的慢性溃疡。主要由于便秘、粪便干硬、排便时肛管过度扩张，被撕裂所致。绝大多数肛裂位于肛管后正中线，因该处弹性较弱容易撕裂。若肛裂经久不愈，则感染常累及周围皮下组织，由于肛周淋巴液回流受阻，可在溃疡下端形成袋状皮赘，称为"前哨痔"。

一、临床表现

典型的临床表现是疼痛、便秘和出血。疼痛在排便时和排便后最为剧烈，常使患者恐惧排便。原来的便秘更为加重，形成恶性循环，使肛裂加深，感染加重，疼痛更为严重。每次排便加重肛裂创伤，创面常有少量出血，色鲜红，常见于粪便表面、便纸上或便时滴出。膝胸卧位检查：肛管口 12 点处，有单一纵向椭圆形溃疡，基底较硬，肉芽灰白。

二、诊断要点

（1）具有典型的疼痛，便秘和出血。肛裂的出血与内痔出血完全不同，属于干便性出血，痛性出血和少量出血。而内痔出血不论大便干或软都可以出血，且无痛、出血量较多。

（2）多见于肛管后正中处有溃疡裂隙，若溃疡为多发或位于肛门两侧，则可能是肛周湿疹或结核性肛裂。

三、治疗

（一）一般治疗

1.保持大便通畅

可选用麻仁滋脾丸，每日 1～2 丸或液状石蜡 20～30 mL，睡前服。便后用 1∶5 000 高锰酸钾溶液温水坐浴。

2.局部封闭

用 0.5％～1％普鲁卡因 10 mL，在肛裂溃疡底部和两侧括约肌内进行局部封闭，1/2 天。

3.硝酸银烧灼

用 20％硝酸银烧灼溃疡面，然后用蘸有生理盐水的棉花棒洗去多余的硝酸银，1/d。

4.扩肛疗法

适于治疗慢性肛裂。患者取截石位，用 1％普鲁卡因在肛管括约肌两侧进行浸润麻醉，术者手指指套上涂以润滑药后，先将右手指插入肛管内，再慢慢插入左手指，均匀用力，以容 3～4 指为度，每周 1 次。每次维持 5 min。

（二）肛裂切除术

1.适应证

经久不愈，底深而坚硬的肛裂可考虑肛裂切除术。

2.麻醉

一般采用局部浸润麻醉。

3.体位

以膀胱截石位为佳。

4.手术步骤

①沿肛裂周围正常皮肤做一底朝肛门外的三角形切口。②将肛裂及其附近的瘢痕组织连同"前哨痔"肛裂近端的肛隐窝，以及肥大的肛乳头等一并切除。③创面底部可触及一横形的索状物，为痉挛的外括约肌皮下部纤维，并将该肌于垂直方向切断。④若创面出血，可用冷盐水纱布压迫止血，较大的出血点可用电凝或缝扎止血。创面不予缝合，保持引流通畅。⑤术后处理：术后用

1：5 000高锰酸钾温热水坐浴，每日3次。每晚睡前口服液状石蜡30 mL。创面要从基底向外逐渐生长，避免皮缘表面过早愈合。

四、注意事项

（1）肛裂的病因是因便秘引起，所以应养成每天按时排便习惯，饮食中应有充分的水分和蔬菜，以保持大便通畅。

（2）大便干结时，可服用蜂蜜、香蕉等。

（3）保持肛门清洁，防止感染，可便前、便后用1：5 000高锰酸钾溶液温水坐浴，可使括约肌松弛，减少疼痛、改善局部血液循环，以利愈合。

（4）溃疡处可涂搽苯唑卡因雷夫奴尔软膏，具有消炎止痛功效。

（5）口服维生素 B_2 10～20 mg，每日3次。

（6）手术后仍需1：5 000高锰酸钾溶液温水坐浴，并涂上消炎止痛软膏，口服大黄苏打片等药物软化大便。

第二节　肛　瘘

一、概述

肛瘘是在肛门、肛管和直肠下部周围的瘘管，一端与肛管或直肠相通，一端在肛门周围皮肤，是常见的肛门直肠疾病。多是肛门直肠脓肿破溃或切开后脓腔缩小，成为管状，外部破口缩小，成为肛瘘。由外口、瘘管、支管、内口组成。

二、分类

（一）按内外口分类

1.单口内瘘

又称为内盲瘘，只有内口与瘘管相通，无外口。

2.内外瘘

瘘管有内外口，外口在体表，内口在肛窦，下有瘘管相通。此种肛瘘在临床上最为多见。

3.单口外瘘

又称为外盲瘘，只有外口下连瘘管，无内口。此种肛瘘较少见。

4.全外瘘

瘘管有 2 个以上外口相互有管道通连而无内口，此种肛瘘临床上较少见。

（二）按瘘管的高度分类

1.高位肛瘘

瘘管在肛提肌和肛管直肠环上方。

2.低位肛瘘

瘘管在肛提肌和肛管直肠环下方。

（三）按肛管的发病机制分类

1.非特异性肛瘘

即化脓性肛瘘。

2.特异性肛瘘

又分为结核性肛瘘、梅毒性肛瘘和放线菌性肛瘘 3 种。

（四）中国肛肠病协会分类方法

以外括约肌深部画线作为标志，瘘管经此线以上为高位，此线以下为低位。

1.低位单纯性肛瘘

只有一个瘘管，并通过外括约肌深部以下，内口在肛窦附近。

2.低位复杂性肛瘘

瘘管在外括约肌深部以下，外口和瘘道有 2 个以上者，内口在肛窦部位（包括多发性瘘）。

3.高位单纯性肛瘘

仅有一个瘘道，瘘管穿过括约肌深部以上，内口位于肛窦部位。

4.高位复杂性肛瘘

有 2 个以上外口及瘘管有分支，其主管通过外括约肌深部以上，有 1 个或 2 个以上内口。

三、形成的机制

肛周脓肿虽然破溃或切开引流，但原发感染源、肛窦炎或肛腺感染仍可继续存在，肠腔内容物也可从内口继续进入瘘管。肠腔中的粪便肠液和气体继续进入瘘管，刺激管壁，使管壁结缔组织增生变厚，管腔难以塌陷闭合。脓腔引流不畅，或外口缩小，时闭时溃，脓液蓄积腔内导致脓肿再发，并穿破而形成新的支管或窦道。管道多在不同高度穿过肛门括约肌，括约肌收缩阻碍脓液排出，以致引流不畅。

四、临床表现

（一）疼痛

一般情况下无疼痛，当脓液排出不畅时，可发生肛周疼痛。

（二）排出黏液或脓水

反复发作的肛瘘排出脓液时多时少，有时带血及粪便，急性期流脓多，慢性期流脓少。

（三）肛周湿痒

反复脓液流出，刺激肛周皮肤发生瘙痒，有时形成湿疹。

（四）排便不畅

多见于蹄铁形肛瘘，因瘘管围绕肛管，形成半环状纤维索环，因而影响肛门舒张，可出现排便不畅。

（五）全身症状

反复发炎及肿胀，可伴有贫血、消瘦、食欲不振。

五、瘘管的检查

检查的目的在于了解肛瘘内、外口的位置和数目，瘘管的走行及与括约肌的关系，病变的性质、范围等。常用的检查方法有视诊、触诊、探针检查、管道染色、内镜检查、X线造影等。

（一）视诊

检查时注意肛门外形、病变范围和外口的数目、部位、形态及其周围组织的变化等。

1.肛门外形及病变范围

注意肛门有无移位凹陷或缺损，病变范围大小，占据肛周几个象限。

2.外口的数目、部位及形态

如只有1个外口，一般多为单纯性肛瘘。如2个外口左右分居肛门后位而两口之间亦有条形隆起时，常为蹄铁形瘘，但有不少患者两口之间条形隆起不明显，亦有管道贯通两口之间；有时即使隆起显著，却无管道存在。结核性肛瘘的特征是前位肛瘘，其外口距肛门较远者常向阴囊皮下侵及，在视诊前位外口的同时，应注意阴囊与股根部皮肤的变化，观察有无与外口相关的条形隆起或结节肿块。

如较多外口居于肛门一侧或两侧，则管道复杂。复杂性肛瘘病变广泛者，皮肤表面可凹凸不平，外口数目不一，形貌各异。

一般外口近肛门者，管道较浅；远肛门者，管道较深。但有不少患者，外口距肛门较近，管道却深；外口距肛门虽远，管道却浅，仅于皮下蔓延不向深部穿凿。

外口形态的观察，对了解肛瘘的性质及病程可提供参考。新生的瘘管，外口处常无增殖结节。患病已久，外口处常形成肉芽组织的突起，或纤维化的结节或瘢痕性凹陷，结节或凹陷的中央有瘘口存在。有时外口开于结节根部的一侧或闭锁，有时瘘管与结缔组织性外痔并存，无外口，如不细查常被忽略。

一般炎症性肛瘘的外口多有结节形成，结节的大小、外貌以及突起皮肤的高度不尽相同。结核性肛瘘外口不规则，常无突起小结，外口边缘向内凹陷卷曲，肉芽组织呈灰白色。

3.分泌物

脓液多而稠厚者，多是急性炎症期；脓液混有鲜血或呈淡红色，多为脓肿溃破不久；脓液清稀或呈米泔样，可能为结核杆菌感染；脓液色黄而臭者，多为大肠杆菌感染；脓液带绿色，多为绿脓杆菌感染；脓液有均匀黄色小颗粒，多为放线菌感染；脓液呈透明胶冻样或呈咖啡色血性黏液，并伴有特殊恶臭，应考虑恶变。

4.肛瘘病变区的皮色变化

复杂性肛瘘尤其是结核性者，外口周围常有褐色圆晕。如管道区皮肤呈现弥漫的暗褐色，或变化的皮色间有正常皮色，显有明显或暗淡的褐色圆晕时，其皮下常有空腔，腔隙可为单个或几个，或呈蜂窝样。

（二）触诊

通过触诊可直接辨别肛瘘的不同体征。如瘘管的行径是笔直或弯曲，蹄形或钩形；单管孤存或分支蔓延；内口的位置、数目、直肠环的情况，以及管道与括约肌的关系和括约肌的功能等，均可通过触诊获得。

1.肛外触诊

慢性炎症性肛瘘常可触及硬韧的条索状物，由瘘的外口通向肛门。初发、短小的结核性肛瘘常无硬索触及。

如几个外口距肛缘较近时，并应触摸外口间的组织，以区别管道与纤维性变的括约肌束，后者不如管道硬韧。如数个外口居于肛门同侧或异侧，管道可有分支，应细细触摸分支状况，但复杂性肛瘘，因病变区常较硬韧并凹凸不平，不易确切触知管道的分支及行径。

在低位肛瘘，硬索与周围组织界线较为明显，容易触摸，但高位肛瘘其主道多与肛管平行或近平行，因而行肛外触诊时，常不能触及明显硬索，而仅能触及外口区的孤立硬结。

2.肛内触诊

手指伸入肛道后，应由外而内先后触摸。黏膜下脓肿及瘘管可触及包块和硬索。内口应于齿状线区寻找，可触及突起或凹陷小结，但内口闭锁且无明显结节时，不易触清。直肠环区的变化亦应重视，注意环区纤维化的程度和范围，纤维化与管道和内口的关系等。如触摸直肠区上部应使指曲为钩形。高位肛瘘常有一明显体征，即行探针指诊复合检查时，肛内的手指可于主道顶端对应区之肠壁感触探针的冲撞。另外并应检查括约肌的收缩力如何。

3.复合触诊

即肛肠内外的手指于病区同施压力，加压移动互相触摸。这样更有助于诊查管道的情况。

（三）了解内外口关系和管道曲直的有关规则

1.索罗门定律

于肛门中央画一横线，如瘘管外口位于此线前方，且距肛门不超过5cm时，则管道较直，内口居同位齿状线上，与外口相对；如外口位于此线后方，则管道多弯曲不直，内口多居肛门后中位齿状线上，不与外口对应。

2.哥德索规则

在肛门中央画一横线，如瘘管外口位于此线前方，或肛门横线上，且距肛缘在2.54～3.81 cm以内时，则管道较直，内口居同位齿状线区；如外口位于此线后方，则主管弯曲，内口居后中位齿状线区；如外口距肛缘超过2.54～3.81 cm，无论外口居此线前后，则主管均弯向后中位。

（四）探针检查

探针检查的目的在于弄清瘘管的行径、长短、深浅与肛门括约肌的关系及内口的位置等。检查时，将戴有指套的食指沾润滑剂伸入肛道，触于内口处。然后另一手取粗细适宜的探针，一般使用银质或铝合金球头棒状探针，使用时，参照肛门视触诊的情况，将探针插入管道，如为弯管可将探针弯成一定弧度，探入时将探针端指向肛门中心。动作应尽可能细致轻柔，切忌粗暴，以防造成假道或人工内口，一般以患者不觉剧痛、不出血为准。肛内手指应与探针互应，探查管道行径及有无贯通。如内口闭锁或管道平行、近平行肛管时，探针与手指的呼应检查，亦可测知瘘管与肛管间的距离厚度，并于内口处与管道顶端感触探针的冲撞。若探针进入受阻，可能是方向不正确，可以旋转角度，调整方向后试进，若仍不能探入，可能是管道狭窄或闭塞，不可强行进入。若瘘道弯曲，探针不易从内口穿出，可以将探针按管道弯曲后探查,若瘘道弯曲度太大,探针难以探入。对于复杂性肛瘘,可同时插入几根探针,探查各管道是否相通和内口部位是否在同处。如探针于管道某处碰触,则瘘管于此处分支。探针由几处探入肛道时,内诊的手指即可发现通入的不同部位。

(五)肛镜检查

检查前将肛镜前端涂润滑剂,慢慢将肛镜插入肛道。肛镜插入后,抽出镜芯对好灯光即行窥查。然后徐徐外退,随肛镜视野的外移注意观察肠黏膜的变化。一般肛瘘患者,齿状线区可充血肿胀,或见有红肿发炎的隐窝及突起之结节。由于扩张肛管,挤压瘘管壁,有时可见脓水自内口向肠腔流溢。如瘘管注入染色剂,可看到内口着色区。另外,注意肛管及直肠下段有无充血、溃疡、新生物等。

(六)管道液体注入法

1.注入染色剂检查法

将染色剂从肛瘘外口注入瘘管,以使瘘管管壁着色,显示内口位置,确定瘘管范围、走行、形态和数量。临床上常用的染色剂为2%的亚甲蓝或2%亚甲蓝与1%过氧化氢混合液等。

(1)纱卷填塞:取窥镜涂润滑剂插入肛道,抽出镜芯,再把卷好的纱卷放入肛内,或用二翼镜扩开肛门将纱卷放入,然后缓慢取出肛镜,使纱卷留于肛道。也可直接挟取纱卷放入肛内,如用此法,纱卷必须保持一定硬度并须涂足润滑剂,否则不易放入。

(2)染色剂注入:取空针吸1%~5%亚甲蓝溶液适量,由瘘管外口慢慢注入,所取针头以钝针头为宜,如外口较大可去掉针头直接注入。当患者感觉胀痛时,迅速将空针取出,用手紧堵管口,按揉1~3 min再将纱卷取出。

(3)着色区的观察:内口者色区的观察可分直接观察和间接观察。于注射药液的同时,扩开肛门直接窥视着色点的部位称直接观察;而纱卷着色区的辨识则为间接观察。当由肛道取出纱卷后,首先观察有无着色,如发现蓝色圆形或不规则的着色区时,则证明有内口存在。同时可借助着色区的部位及与纱卷外端的距离，测知内口的位置，但着色范围广泛时，辨清内口位置即有困难。如内口闭锁、管道迂曲或括约肌痉挛时，染色液常不易或不能通过内口染及纱卷。故纱卷没有着色并不能否定内口存在。

2.普鲁卡因溶液加压注入法

此法简单易行，但应直接窥视。取空针吸入 0.25％普鲁卡因溶液适量，由外口加压注入。未注前取窥镜插入肛内，注射、窥查同时进行。如药液由肛内某处射出或溢出，此处即为内口。

（七）X 线检查

对复杂性肛瘘，反复多次手术的患者，病因不明，瘘管的走行、分支、内口的位置不清者，或疑为囊肿性肛瘘，或骶前囊肿、畸胎瘤破溃后成瘘，或骨结核。克罗恩病、溃疡性结肠炎并发的肛瘘或骨盆疾病者，可作骨盆摄片和 X 线造影检查。

1.X 线平片

骨盆正、侧位片，可以显示骨盆及骶尾骨骨质。若为骨结核或骨髓炎，则可见骨质破坏，有脓腔、死骨等。若为畸胎瘤，可见毛发钙化点、骨骼和牙齿等，常有直肠向前移位。

2.碘油造影

造影前，先将一链状金属条（每节 1 cm）放入肛管或直肠内插入橡胶肛管以标记直肠，在肛门缘安置金属丝以标记肛门口。用细导尿管或硅胶管从外口缓慢插入瘘管，直到有阻力为止，稍退后，在外口处作一金属标记。然后缓缓注入 40％碘油或其他含碘的造影剂，边注药边观察，满意时摄片，也可待造影剂注满瘘管（溢出为度）将导尿管拔出，堵塞外口，拍摄正、侧位片，可以显示瘘管走行、深浅、有无分支、内口的位置、与直肠的关系、与周围脏器的关系等。若为骶前囊肿，可显示囊腔的形态、大小、位置及与周围脏器的关系，为手术提供可靠的依据。

应用 X 线检查时须注意：①直肠内须放入一定的标记物，以判断瘘管是否与直肠腔相连通和瘘管之深度；②肛门缘、瘘管外口同样须作标记，可进一步判断瘘管的长短、深浅；③与染色检查相似，因括约肌收缩可阻碍碘油进入瘘管，不能显影，碘油未进入肠腔并不能说明无内口；④一般肛瘘不必作为常规检查。

（八）病理检查

为了明确肛瘘的病因和性质，对可疑病例或病史在 5 年以上者，在术前、术中或术后取活检组织进行病理检查，可以确定肛瘘有无癌变，是否为结核性的等。若一次检查为阴性或不能确诊，可多次取活组织检查。但须注意如何取得正确的标本，所取标本应包括瘘管壁及与管壁相连的组织，或特异变化的组织。

六、诊断

肛瘘外口常在肛门周围和臀部的皮肤表面，表现为凹陷或突出，有脓液流出，周围皮肤的表皮剥脱，有的有肉芽组织由口内突出。结核性肛瘘的外口大，形状不整齐。深部的瘘管在皮下可摸到绳索状硬条，由外口行向肛门，以指轻压，由外口排出脓液。深部的瘘管在肛管直肠环附近有硬的瘢痕，多在后方和两侧，坐骨直肠窝也有大块的瘢痕，有的在直肠壁内摸到瘢痕。内口位于齿状线黏膜附近和直肠下部，可摸到小块硬结，硬结中央凹陷，多在肛管后部正中线上或稍偏一侧。内肛瘘排便时肛门部疼痛，由肛门常流出脓液，瘘管在直肠壁内，可以摸到或用窥器看到。

根据病史、临床表现以及检查所见较易诊断。

七、肛瘘的并发症

肛瘘常见的并发症有肛门直肠狭窄、肛门失禁、肛门畸形和肛瘘癌变。

（一）肛门直肠狭窄

肛瘘病变是侵犯肛门、肛管、直肠壁，使结缔组织增生，形成环形或半环形瘢痕；或因手术损伤组织过多，形成瘢痕，瘢痕挛缩，使肛门、肛管、直肠腔道狭窄，以致发生大便变细、变扁、大便困难，肛门直肠坠胀疼痛，甚至发生腹胀、恶心、呕吐等肠梗阻症状。有的肛管窄小，不能通过手指，有的能摸到坚硬的纤维带或环状狭窄，肛门部带有粪便或分泌物，有时有浅裂损。高位狭窄可作钡灌肠 X 线摄片检查，以明确狭窄位置、范围。对可疑病例可进行活体组织学检查，以确定病变性质。

（二）肛门失禁

肛瘘反复发作可导致肛管直肠周围肌肉和软组织广泛感染，出现大量结缔组织的增生而变硬，失去弹性，影响肛门的功能。肛瘘所致失禁多为不完全性失禁。

（三）肛门畸形

因肛瘘手术后瘢痕挛缩或缺损可引起肛门畸形。肛门畸形常与肛门狭窄、失禁合并存在。

（四）肛瘘癌变

肛瘘癌变比较少见。但近年来的文献报道看似有增加趋势。1931 年 Rosser 报告 7 例，其中 5 例为原发性腺癌，1 例为继发于肛瘘外口的扁平上皮癌，1 例为肛瘘创面附近息肉恶变。

八、治疗

（一）手术原则

手术时要保护括约肌，避免发生大便失禁。

（二）手术方法

肛腺感染是肛瘘形成的主要原因，应彻底切除感染的肛隐窝、肛门腺导管和肛门腺。

1.瘘管切开术

首先要找到瘘管内口，将探针从外口插入，顺瘘管走行方向从内口穿出，并拉出肛门外，顺探针切开瘘管，刮除坏死组织及管腔，同时扩大外口，使引流通畅。注意保护括约肌，防止发生大便失禁。

2.挂线治疗

适用于高位肛瘘，首先切开内外口之间的皮肤及肛管黏膜，然后贯穿内外口挂线，可用粗丝线或橡皮筋，定期紧线，将瘘管缓慢切开，使伤口周围组织粘连。优点可避免切断括约肌造成大便失禁，但愈合时间相对较长。

（三）手术后切口的处理

（1）手术后 24 h 取出伤口内的凡士林纱布，较深、大的伤口可 48 h 取出。

（2）开放伤口常有排出物和排便污染，应每日坐浴 1～2 次，每次排便后坐浴 1 次。

（3）伤口较深和排出物较多先用过氧化氢溶液冲洗，再用抗菌溶液冲洗，利用压力冲洗到伤口各部。然后将凡士林纱布、盐水纱布或抗菌溶液纱布放入伤口深部，覆盖肉芽组织，使伤口由深部向外生长，防止伤口粘连和外部过早闭合，但不可填塞太紧，以免妨碍生长。外部敷以纱布，吸收排出物。

（4）定期检查伤口生长情况，如深部生长缓慢或形成脓腔，以食指或止血钳分开粘连的肉芽组织，以免在下方生成瘘管；如有肉芽组织过长可用硝酸银棒烧去或剪去；如外部伤口生长太快，引流不畅，需开大外部伤口，刮除伤口内的肉芽组织。

（四）手术后并发症

1.出血

手术时注意结扎和灼烙止血。大型和深的伤口容易渗血用纱布紧压，并用胶布固定，以免敷料移位。如有出血应即检查伤口，结扎和压迫止血。

2.尿潴留

肛瘘手术后发生尿潴留的较少。不缝合伤口，减少结扎，肛管内只放一窄条凡士林纱布，可以避免或减少尿潴留。

3.肛门功能不良

主要表现为大便失禁。

4.复发

多在术后 5～25 个月内复发，2 年后复发的少见。发病率是 0～26.5%，括约肌外侧瘘是 2%～12.8%，蹄铁形肛瘘 0～24%。

第三节　肛管直肠周围脓肿

一、概述

肛门直肠周围脓肿是肛门直肠间隙所发生的急慢性化脓性感

染。本病较为常见，起病急骤，疼痛剧烈，可发生于任何年龄组，但多见于20～40岁的青壮年，男性多于女性，春秋季多发。

祖国医学把肛门直肠周围脓肿归于肛门"痈疽"范畴，按其发生部位又有肛门痈、悬痈、坐马痈、跨马痈、鹳口痈、盘肛痈之称。中医辨证属阳证。

本病的发展过程较为迅速，如延误治疗可使病情加重，并使病情复杂化。因此，应早期行急诊一次性根治手术，防止感染进一步发展，造成局部感染加重，破溃后形成肛瘘；或全身感染加重，形成败血症，严重的形成感染性休克。

（一）病因病理

肛门直肠周围脓肿可由特异的和非特异的病因引起。

非特异性的肛门直肠周围脓肿多由肛窦管堵塞后感染引起。肛窦是向上开口于直肠的漏斗形盲袋，其底端多数有肛腺。6～10个这样的腺体围绕着肛管并开口于肛窦的底部，肛腺腺体导管多位于黏膜下层及内外括约肌之间。当肛窦肛腺感染后，炎症蔓延波及肛门直肠周围的疏松结缔组织间隙形成脓肿。

特异性肛门直肠周围脓肿病因包括：外来细菌的侵入、创伤、恶性肿瘤、放射、免疫减退状态、感染性皮炎、结核、放线菌病、克罗恩病、肛瘘，也可由痔及其他肛门手术引起肛门直肠周围脓肿。常见的致病菌有：金黄色葡萄球菌、链球菌、大肠杆菌、铜绿假单胞菌、变形杆菌，产气荚膜杆菌以及结核杆菌等。

祖国医学认为肛门直肠周围脓肿的发病原因有：①外感风热、毒热湿邪；②饮食醇酒厚味。《素问·生气通天论》认为"营气不从，逆于肉里，及生痈肿"。大肠湿热，流注肛门，气血淤滞，结成肿块，日久化腐生热，溃而成痈。也有因肺、脾、肾三素亏损，湿邪乘虚而攻等。

肛门直肠周围脓肿的形成，约95%以上起源于肛窦感染，即肛窦炎。当肛窦炎症继续发展，细菌经肛腺导管进入肛腺体，引起肛腺导管及肛腺体感染发炎，肛腺管因炎症水肿，发生阻塞，肛腺体内黏液排出障碍、淤积，加之细菌在其中大量生长繁殖，使感染加剧。此时炎症直接向外扩散或经淋巴管向周围播散，引起肛门直肠周围结缔组织炎症，进而形成肛门直肠周围脓肿。

（二）分类

脓肿根据位置可分为 4 种类型：肛周的脓肿、坐骨直肠间的脓肿、括约肌间的脓肿、肛提肌上的脓肿。

因此，肛门直肠周围有 7 个易发生脓肿的结缔组织间隙，间隙内充满含有丰富小血管和小淋巴管的疏松结缔组织和脂肪。这7 个间隙分别是：深部的左、右直肠骨盆间隙，均位于肛提肌上方；浅部的左、右坐骨肛门间隙和皮下间隙，均位于肛提肌下方；以及位于直肠黏膜与肌层之间的黏膜下间隙。黏膜下间隙脓肿形成时脓液可向上、向下或环绕直肠蔓延；其他各间隙之间也有结缔组织通道，当一个间隙形成的脓肿处理不及时可因脓液增多、压力增大，扩散到其他间隙，因此脓肿诊断一经确立，应按急症行手术治疗。

二、临床表现

肛门直肠周围脓肿的临床表现为局部急性化脓性感染的临床表现，又因其发生部位不同而各有差异。

（一）括约肌间脓肿

发生在直肠黏膜下层括约肌间隙内。有人也叫黏膜下脓肿，但脓肿不在黏膜下，有的全身症状较显著，发热、倦怠、食欲缺乏等症状明显。直肠下部有坠胀感及疼痛，行走及排便时加重，并有排便困难。直肠指诊可触及卵圆形或索条状肿物，质软，有波动感，触痛明显。内镜检查时，可见黏膜隆起，其边缘整齐，发红、发亮。穿刺时可吸出脓液。有时可于黏膜上或肛窦处向肠腔破溃。

（二）肛周脓肿

发生于肛管皮下或肛周皮下间隙内。局部呈剧烈持续性跳痛，但全身症状常较轻微。肛旁皮肤可见一圆形或卵圆形隆起，红肿，触痛明显，若已化脓，可有波动感。有时肛门镜检查能发现脓肿从肛隐窝排出或位于慢性肛裂上。

（三）坐骨直肠间隙脓肿

发生于坐骨直肠间隙内。本病是肛门直肠周围脓肿中最常见的一种类型。初起时，肛门部坠胀不适，患侧局部疼痛较轻，继而出现发热，寒战，脉速，倦怠，食欲缺乏等全身症状；局部症状也很快加重。肛门部灼痛或跳痛，行走或排便时加剧，有时可有排尿困难。局部观察，患侧肛旁皮肤隆起，高于对侧，触之发硬，压痛明显。直肠指诊时，发现肛门括约肌紧张，患侧肛管饱满，压痛明显，坐骨直肠间隙穿刺时，有脓液吸出，当脓液穿入皮下间隙时，可有波动感。

（四）肛提肌上脓肿

位于骨盆直肠间隙内。症状急骤，发热、寒战明显，腰骶部酸痛，便意频繁。因部位较深，局部外观无明显变化，严重时会阴部可红肿。直肠指诊时，在肛管直肠环上方，可触及一较硬包块，压痛明显，有时有波动感。因骨盆直肠间隙顶端为腹膜，受到炎症波及，有时下腹部可有压痛及反跳痛。多数患者有盆腔内感染类疾病，如克罗恩病、憩室炎、输卵管炎或近期腹部或盆腔手术。

（五）肛门后深部脓肿

位于直肠后间隙内。全身症状显著，有周身不适，发热、头痛、倦怠、食欲缺乏等症状，腰骶部酸痛，排便时肛门部有明显坠痛。因部位较深，外观肛门局部无变化，肛门与尾骨之间，可有深压痛。直肠指诊可发现直肠后壁，肛管直肠环上方饱满或隆起，压痛明显，可有波动感。

三、诊断与鉴别诊断

肛门直肠周围脓肿，根据其临床表现，做出正确诊断并不困难。但需要注意的是，深部脓肿局部外观常无明显变化，这时直肠指诊是重要的检查手段。此外，一切辅助检查，常可提供有力的佐证，如血常规检查，可见白细胞计数及中性粒细胞计数比例明显增高；肛门直肠内超声检查，可发现肛门直肠周围组织内有局限的液性暗区，而且这种技术还可确定近 2/3 患者脓肿与括约肌间的关系，对于多数脓肿找内口有帮助。

本病在诊断过程中，应与肛门直肠部结核性脓肿及肛门部化脓性汗腺炎相鉴别。前者起病缓慢，病史较长，无局部急性炎症的表现，常伴有全身其他脏器、组织的结核病灶；后者全身呈慢性消耗症状，脓肿浅而范围大，病变区域皮肤变硬，急性炎症与慢性窦道并存。

其他类型脓肿：

（一）坏死性脓肿

肛门直肠脓肿若不及时治疗最终导致严重的并发症：脓毒败血症、气性坏疽，甚至死亡。

（二）骨髓移植后肛周脓肿

肛周感染是骨髓移植后的少见并发症。其处理与一般血液病相同。切口愈合时间很长。

（三）艾滋病患者的肛周脓肿

获得性免疫缺陷综合征患者肛门直肠周围非常容易感染，有人认为发病率为34％。所以要慎重处理。若已经形成脓肿，只适合于分期切开引流。

四、治疗

（一）药物治疗

适用于炎症初期，脓肿尚未形成阶段，选用抗感染药物，临床上常用青霉素类、头孢菌素类、抗厌氧菌类抗生素口服或静脉滴注以控制炎症扩散。同时根据中医辨证论治的原理，解毒通腑，散结消肿，可选防风通圣散，仙方活命饮等方内服，或内服活血化瘀汤加减，当归 15 g，赤芍 12 g，苏木 15 g，桃仁 9 g，土茯苓 25 g，大黄 2 g，川芎 9 g，薏苡仁 2 g，败酱草 15 g，白芥子 5 g，甘草 5 g。水煎服，每日 1 剂。

对于结核性脓肿，可选用抗结核药，如异烟肼、利福平口服，利福霉素静脉滴注；也可用青蒿鳖甲汤水煎内服。

（二）手术治疗

适用于脓肿形成后，因肛门直肠周围脓肿起病急骤，发展迅速形成脓腔，所以手术治疗是本病的主要治疗方法。由于本病所在部位解剖学上的原因，为防止病情进一步加重、恶化，对于急性肛门直肠周围脓肿均应行急症手术治疗。脓肿发生部位不同，所采取的手术方法也不相同。但各种类型肛门直肠周围脓肿手术治疗的原则是：争取行一次性根治手术，不遗留后遗症。

1.分期切开引流排脓

（1）适应证：糖尿病不稳定期、血液病缓解期、艾滋病、克罗恩病、溃疡性结肠炎、孕妇等。

（2）手术方法：在局麻下，常规碘仿消毒肛周后，根据不同脓肿的位置，一般取距肛周2～3 cm的波动明显处或相对脓腔低点，切开皮肤、皮下组织，钝性分离脓腔隔，充分引流脓液后，下一引流条，术毕。

（3）术后处理：全身应用抗生素，每天换药1次，术后1～2天用3%的过氧化氢溶液冲洗，然后用生理盐水清洗脓腔，放置15%复方黄连液纱条或氯霉素纱条。便后用加减三黄液（黄连、黄柏、大黄）坐浴30～40 min。形成瘘管后，依据全身状况改善后，再行二次手术。

2.一次性根治术

（1）括约肌间脓肿：手术步骤：在骶麻或硬脊膜外麻醉下，常规碘仿（碘伏）消毒肛周后，通过直肠指诊，查清脓肿的部位、范围，在肛门镜或拉钩下，仔细查找原发内口的肛窦所在之处，再由此切开脓肿，排出脓液。切口要大，引流要通畅。排出脓液后，指诊检查有无残留脓腔，如有残留应充分分离其间隙。术毕，脓腔内放置凡士林纱条引流。术后处理：每天换药1次，术后1～2天用3%的过氧化氢溶液冲洗，然后用生理盐水清洗，创口内放置15%复方黄连液纱条或氯霉素纱条。要保持排便顺利通畅，可给液状石蜡30 mL每晚1次口服，便后用加减三黄液坐浴30～40 min。

（2）肛周脓肿：手术步骤：做常规术前准备，对于表浅的皮下脓肿可不行清洁灌肠。麻醉应选骶管麻醉或硬脊膜外麻醉，为防止感染沿注射针头扩散，尽量不用局部麻醉。以脓肿的中心部位做放射状切口，排出脓液后，用右手食指深入脓腔中，分离脓腔结缔组织间隙，防止遗留死腔，避免操作粗暴，损伤过多组织及血管。退出手指，将左手食指插入肛门内，右手持金属探针，自切开排脓切口探入，由内口及感染肛窦处探出，内口往往在脓肿相对应的肛窦处。由内口至肛缘做放射状切开皮肤及皮下组织，脓腔通过外括约肌皮下层、浅层及部分外括约肌深部者，都可以做一次性切开。修剪切口呈 V 形，以利引流及换药，清除脓腔内坏死组织，用过氧化氢溶液、生理盐水反复冲洗脓腔后，创口内放置凡士林油纱条引流。术后处理：术后前几天，用化腐散纱条换药，以脱落去除坏死组织，当肉芽组织新生之际，改用生肌散纱条换药，促进肉芽组织生长，还可配合"三黄液"坐浴。在创面近于愈合时，注意有无"桥形"粘连等假愈合现象，有则及时分开。创面水肿时，局部应用高渗盐水纱条湿敷。创面较大者，为防止预后瘢痕过大，在无菌条件下，可进行一期清创缝合。便后用加减三黄液坐浴 30～40 min。

（3）坐骨直肠间脓肿：手术步骤：选用骶麻或硬脊膜外麻醉。常规碘仿消毒肛周后，在麻醉下找到内口，由患侧相应处距肛缘 3～5 cm 处，做一弧形切口，长 3～5 cm。切开皮肤、皮下组织至坐骨直肠间隙。然后将左手食指插入直肠内做引导，右手持长止血钳，经坐骨直肠间隙，穿透分离肛提肌至骨盆直肠间隙，排除脓液，退出止血钳，用右手食指从切口深入脓腔，分离脓腔内间隔并探查脓腔范围，钝性分离肛提肌被分离的切口，以利引流通畅。用探针从皮肤切口处探入，于相对应的肛窦处寻找原发内口，将内口与切口之间皮肤、皮下组织切开，修剪皮缘。骨盆直肠间隙脓腔内放置硅胶管引流，切口内填塞凡士林纱条。术后处理：每日换药 1 次，术后 1～2 天用过氧化氢溶液、生理盐水冲洗脓腔，并逐渐退出引流条，注意防止过早拔管，使其以上部分引流不畅，形成死腔。便后用三黄液坐浴 30～40 min。

（4）肛提肌上脓肿：这种脓肿治疗较难，我们的经验是首先要明确病史，在麻醉下找到内口，根据内口确定引流方案。

手术步骤：选用骶麻或硬脊膜外麻醉，常规碘仿消毒肛周后，在麻醉下找到内口，由患侧相应处距肛缘 3～5 cm 处，做一弧形切口，长 3～5 cm。切开皮肤、皮下组织至坐骨直肠间隙。然后将左手食指插入直肠内做引导，右手持长止血钳，经坐骨直肠间隙，穿透分离肛提肌至骨盆直肠间隙，排除脓液，退出止血钳，用右手食指从切口深入脓腔，分离脓腔内间隔并探查脓腔范围，钝性分离肛提肌被分离的切口，以利引流通畅。用探针从皮肤切口处探入，于相对应的肛窦处寻找原发内口，将内口与切口之间皮肤、皮下组织切开，修剪皮缘。骨盆直肠间隙脓腔内放置凡士林纱条引流，切口内填塞凡士林纱条。

术后处理：每日换药 1 次，逐渐退出引流条，用过氧化氢溶液、生理盐水冲洗脓腔，并注意防止过早致肛提肌切口闭合，其以上部分引流不畅，形成死腔。便后用加减三黄液坐浴30～40 min。

（5）提肛肌上三腔脓肿：肛提肌上三腔间隙脓肿不同于其他各间隙脓肿，3 个主要特点是：①脓腔一般都比较大；②脓腔的内侧壁及部分底壁为直肠壁，当脓液蓄积较多时，便容易使前壁即直肠壁向直肠腔内隆起，从而托住脓液；③后壁受骶尾骨自然弯曲的影响，切口引流不通畅。因此单纯脓肿切开引流术，往往不能收到满意的效果，我们自 1974 年以来，运用充气气囊，在行脓肿清创引流术后，用直肠压迫的方法，使得脓腔间隙消失，促进了脓腔的粘连愈合。对于长期不愈的患者，采取这种方法，收到了非常满意的疗效。

（三）切开清创加气囊加压术的操作方法

麻醉选骶麻或硬脊膜外麻醉。常规碘仿消毒肛周后，在尾骨尖至肛门之间中后 1/3 处，做纵向切口长约 2.5 cm，切开皮肤及皮下组织，用长止血钳逐层分离至脓腔，排出脓液。分离扩大引流口，用右手食指探入脓腔内，充分分离脓腔内组织间隔，使其相互沟通，不留死腔，以利充分引流。再用过氧化氢溶液、生理盐水反复冲洗脓腔数次。用刮匙轻轻搔刮脓腔内壁，在后壁及侧壁可稍重些，前壁应轻些，以免损伤直肠，造成肠壁穿孔。搔刮干净后，用过氧化氢溶液、生理盐水冲洗脓腔，直至彻底清洁为止，并彻底止血。在脓腔内放入适量链霉素粉、庆大霉素或新霉素粉，然后将气囊放入直肠腔内，根据患者情况，将气囊注入80～120 mL空气，使直肠充分膨起，挤压脓腔，使前壁塌陷，与后壁粘连。创口放置甲硝唑纱条，无菌纱布包扎。

术后处理：控制饮食3～4天，控制排便3～4天，全身使用抗生素，以防止感染。每隔4h放气休息2 h，每晚睡前气囊放气，以使患者得到充分的休息。晨起大便后及时换药，并再次注入气体。

注意事项：①气囊压迫治疗期间，不可用任何药液冲洗脓腔，禁止探查腔隙；②引流纱条不得塞入脓腔，只填塞引流口即可；③注意直肠末端动脉搏动；④每4～6 h放气1次，间隔2 h再次充气；⑤控制大便3～4天，第4天将气囊取出。

每日换药后，可经气囊中心的肛管向直肠内注入10%黄连液20～30 mL，用以清洁肠腔，用氯霉素、链霉素、新霉素注入也可。

（四）切开挂线引流术的操作方法

食指探入肛内，摸清脓肿的部位及范围，并仔细查找有无原发内口。分叶镜或肛门镜下观察肛隐窝处有无红肿、凹陷性硬结、溢脓，以判断内口的位置。于脓肿波动明显处行放射状切口或弧形切口切开皮肤及皮下组织，用止血钳钝性分离充分排脓后食指探查脓腔走行及分离脓腔间隔。过氧化氢溶液、生理盐水依次冲洗脓腔。若脓腔与两侧坐骨直肠间隙相通，则于左右两侧距肛缘约2.5 cm处、避开坐骨结节，由前向后各行一弧形切口，使三切口底部互相沟通。两侧弧形切口下端与后位切口间皮桥不应小于2.0 cm。左手食指探入肛内做引导，右手持缚扎一橡皮筋的球头探针，沿切口基底部缓缓向肛内探查寻找内口，于脓腔最高点、最薄处齿状线上1.0 cm处穿出，通过脓腔拉出切口；两端合拢，松紧适宜结扎修剪切口成梭形，彻底止血，包扎。

术后处理：每日换药 1 次，用过氧化氢溶液、生理盐水冲洗脓腔，放置中药纱条。定期勒紧橡皮筋，至自行脱落为止。

第四节　痔

一、概述

痔是临床的常见疾病，是直肠末端黏膜下和肛管皮肤下静脉丛发生扩张和屈曲所形成的柔软静脉团。任何年龄均可发病，以 20～40 岁多见。

（一）病因

致病原因还未完全了解，与多种因素有关。

1.肛垫增生和滑脱

有学者认为痔是解剖学的正常组织，胚胎时期即有肛垫，随年龄增长，肛垫上方及其周围的支持和固定组织发生变性和退化，失去支持和固定效能，血管膨胀，肛垫下移到肛管，则成为痔。

2.直肠颈狭窄

直肠颈下部发育不全狭窄，内括约肌痉挛，使排便长时间用力，引起内括约肌下缘增厚，静脉瘀血，肛垫充血下移成痔。

3.感染位置

肛门感染是发生痔的重要因素，肛腺感染侵及痔静脉丛，引起静脉周围炎，静脉壁失去弹性，容易扩张弯曲。支持和固定肛垫的组织因受炎症损害，失去其固定效能，可使肛垫下脱。

4.静脉曲张

由于静脉血液回流受阻，直肠上、下静脉丛内压力长时期增高，肛管和直肠下端静脉丛瘀血膨胀，发生弯曲扩张和动静脉交通，多由以下原因引起。

（1）解剖学原因：直肠上静脉及其分支内无瓣膜，在直肠壁不同高度穿过肌层，容易受粪便压迫，影响静脉回流。静脉经过黏膜下层疏松组织，容易扩张。

（2）遗传：静脉壁有先天性缺陷，抵抗力减低，不能耐受血管内的压力，逐渐扩张，发生曲张。

（3）职业：长时间站立和久坐的工作由于缺少运动，肠蠕动减少，粪便通过肠腔迟缓，可压迫静脉，发生曲张。

（4）局部刺激和腹内压力增高：肛门部受冷和受热、长期便秘和腹泻，饮酒过量，常吃辛辣食物，常服泻药以及各种原因造成的腹内压增高等，都可刺激肛门、肛管和直肠，影响静脉回流。

（二）结构

痔块由 3 部分组成。

1.里层

内痔里层盖以黏膜，是柱状上皮，外痔盖以皮肤，是鳞状上皮。黏膜和皮肤有时由于血管糜烂出血可见小块缺损。

2.基质

主要是海绵体组织，与生殖器的海绵体组织相似。内有很多血管小球，球内有弯曲小动脉，动脉与静脉靠近，有的存在动静脉瘘。静脉有的扩张弯曲，壁变薄，外膜和中层萎缩，失去弹性；有的静脉壁无明显改变。静脉内有血栓形成，静脉壁破裂；静脉外有血块，并有急性和慢性炎症或小脓肿。结缔组织纤维是由黏膜下延长的纤维，主要是胶原纤维围绕和支持血管。

3.结缔组织

黏膜下结缔组织的胶原纤维和弹性纤维向外延长，将痔块及其黏膜固定于内括约肌，并在平滑肌纤维之间向外，将痔块和黏膜固定于联合纵肌。老年人的结缔组织发生变性，其纤维破裂和松弛，痔块由内括约肌分离；向下滑脱，肛管和肛门皮肤也松弛，突入肛管或突到肛门周围。

（三）分类

根据所在部位不同，痔可分为 3 类。

1.外痔

来源于痔下静脉丛，位于齿状线以下，表面覆盖鳞状上皮，可形成血栓或溃疡。临床上可分为结缔组织外痔、静脉曲张外痔、炎性外痔和血栓性外痔。

2.内痔

来源于痔上静脉丛，位于齿状线以上，表面覆盖黏膜，可出现溃疡、出血及血栓形成。

3.混合痔

来源于痔上与痔下静脉及其吻合处，具有内痔和外痔两种特性。

二、检查方法

检查包括全身一般状况检查及肛门专科检查两大类。

（一）一般状况检查

主要有血常规及血小板、出血及凝血时间检查、尿便常规、胸透、心电图、肝功能、肾功能及 B 型超声检查等。用以了解患者有无手术禁忌证、有无引起痔的原发性疾病和继发于痔的贫血等疾病。

（二）专科检查

主要有视诊、指诊、肛门镜、吸肛器、肛门直肠压力测定等检查。

1.视诊

一般采取侧卧位。观察肛门内外肿块的位置、形状、大小及性质，痔核表面色泽、平整度，有无溃破及出血点，痔核大小的变化及其与体位的关系，痔核与其他病变如肛裂、肛瘘等的位置关系，肛门部有无血迹及血色以及肛门部是否潮湿或有无分泌物，肛周皮肤有无改变等。有肿物脱出时要注意肿物脱出的位置，肿物的大小、形态、表面黏膜的色泽，有无溃疡、坏死、出血点，黏膜面纤维化情况、脱出是否能自行回纳等。观察脱出情况时可采用蹲位观察。

2.指诊

指诊主要检查肛门内外肿物的质地、有无硬结、触压痛、表面温度、肛门括约及括约肌间沟的情况，还应注意肛管直肠环有无异常、齿状线黏膜上方黏膜是否有肥厚感、有无注射硬结等。

3.肛门镜及乙状结肠镜检查

观察肛门镜插入是否顺利，齿状线上下肿块的大小、位置、形状、表面黏膜色泽、糜烂、出血、纤维化情况以及齿状线上下肿块的相互关系；肠腔内是否有积血、黏液等及其色、质、量；直肠黏膜是否松弛、重叠；齿状线黏膜沟是否存在等。

三、痔的临床表现

（一）内痔

1.内痔的分期

根据内痔的不同症状可分为 4 期。

（1）Ⅰ期：排便时出血，无脱出现象。

（2）Ⅱ期：排便时团块脱出肛门外，便后可自行还纳。

（3）Ⅲ期：排便时团块脱出肛门外，不能自行还纳，需用手法复位。

（4）Ⅳ期：以脱出为主，不能还纳，有时伴有血栓形成。

2.症状

内痔初起时往往并不出现临床症状，而在体格检查时才被发现。二期内痔症状缓解时也常不出现临床症状。

（1）便血：这是内痔最主要的症状。早期内痔以经常便血为主；晚期内痔因痔黏膜表面纤维化严重，便血减少。便血可发生于排便的全过程。血色鲜红，量少者，仅大便带血丝；量多者可见滴血、甚至射血；偶尔亦有纯鲜血便者。多为粪便擦破痔核黏膜表面并损伤黏膜下血管所致，或因排便时过于用力，血管内压力增高，以致曲张静脉血管破裂而引起。便血量多或时间久者还可引起继发性贫血。

（2）脱出：脱出是内痔发展到中晚期的主要症状。中期痔块在排便时脱出，便后能自行回纳，晚期内痔需手托或卧床休息片刻后才能回纳，甚至在平时活动、久站后、劳累或咳嗽时也可脱出。有的患者痔脱出后不能还纳，成为嵌顿性内痔，或内痔回纳不全呈持续的半脱出状态。

（3）肛门坠胀：各期内痔均可出现不同程度的肛门坠胀，劳累后或久站后加重。引起肛门坠胀的原因可能是因为肿大的痔核对直肠黏膜的刺激或痔黏膜表面的炎症所致。

（4）疼痛：单纯内痔无疼痛，如发生内痔嵌顿或感染、血栓形成和溃疡时可引起比较剧烈的疼痛。痔嵌顿时，患者肛门部多疼痛难忍，排便及排气受阻，有时还反射性引起排尿困难，并可持续7～10天。

（5）黏液流出、肛门潮湿或瘙痒：中、晚期内痔因肛门括约肌松弛，常有肠腔内分泌物自肛门内流出，轻者排便时流出，重者不排便时也可自然流出，特别是在久站后或劳累后更为明显。内痔脱出时分泌物直接流于肛周。黏液流出后可导致肛门部潮湿或瘙痒不适。

（6）指诊与肛门镜检查：一般初期内痔肛内指诊时不能触及痔核，但二期内痔晚期或三期内痔因痔黏膜表面受炎症刺激或因经常受摩擦刺激，常有明显纤维化，指诊时在痔区有黏膜增厚感。

肛门镜检查可见齿状线上方痔区黏膜隆起，大小不等。黏膜隆起区黏膜色鲜红或紫红，表面纤维化明显者色略灰白，或有黏膜增厚，有明显上皮样改变。有时尚可见到黏膜表面糜烂或渗血。一般内痔位于直肠上动脉分支的末端，即右前、右后、左侧3个部位，这3个部位的内痔称为母痔，其他部位的痔核叫作子痔。

（二）外痔

1.结缔组织外痔

结缔组织外痔往往无明显不适感，或仅有轻度异物感，或因存在皮赘而难于擦干净肛门致便后有内裤易污的表现。检查时可见肛缘有散在的或呈环状的、鸡冠状或不规则形状的皮赘，表皮皱褶往往增多、变深，并常伴色素沉着，触之柔软无疼痛。在女性患者，结缔组织外痔常见于肛门前侧，尤其是经产妇更是如此。肛裂时伴发的结缔组织外痔多位于肛门前、后正中。

2.静脉曲张性外痔

大都无明显自觉症状或仅伴有轻度的肛门坠胀不适。检查时可见肛门两侧或周围有柔软的半圆形隆起，表皮较松弛，这种隆起多在排便时、久蹲后、久站后出现或变大，而在卧床休息后萎缩变小，无触压痛。

3.血栓性外痔

常在用力排便后，在肛门缘皮下忽然起一圆形或椭圆形肿块。肿块越大，疼痛越重，并常在排便或活动时加重，重者可妨碍行走，肿块色紫红稍硬，可移动，位置较表浅，多在皮下，触痛明显。有时肿块小者经 2 天后血栓吸收疼痛减轻，可以自愈。肿块大者则难以吸收。偶尔亦有感染化脓者。

4.炎性外痔

肛门部皮赘红肿隆起，痒热灼痛，排便时加重。检查时可见肛门部皮赘或皱襞红肿充血，甚至鲜红发亮。皮肤纹理变浅或消失，触痛较甚，有时可有少量分泌物。

（三）混合痔

混合痔兼有内痔和外痔的症状和体征。检查时除有内痔及外痔相应的症状和体征外，还可见齿状线沟消失。

四、痔的治疗

（一）一般治疗

1.排便

保持每日或隔日排 1 次稀软粪便，排便通畅。可服由液状石蜡、槐角丸或麻仁滋脾丸等，防止便秘，但同时应注意防止腹泻。

2.饮食

易消化吸收的饮食、辛辣刺激食物应避免。

3.局部处理

肛门部应保持温暖，长期坐位工作的中间应适当站立活动。排便后温水坐浴，保持清洁。内衣不可过紧，减少摩擦肛门。

4.脱出痔治疗

痔块脱出应立即托回，托回困难时应将痔块洗净，涂以润滑剂，先压迫小的痔块，使血液回流，痔块缩小，推入直肠，每次脱出都应托回。如发生炎症不能托回，痔块肿胀疼痛，应卧床休息，连续局部热敷、坐浴，保持排便通畅，如有黏膜糜烂，可涂

5％～10％硝酸银溶液。

（二）治疗方法

1.注射疗法

这种疗法是使痔块硬化萎缩，又称硬化萎缩疗法。

硬化萎缩疗法将药物注射到痔块的黏膜下静脉丛间隙，引起轻重不同的化学炎症反应，使淋巴凝固，以后有纤维组织增生，将曲张静脉包绕于瘢痕组织内。由于纤维组织收缩，使静脉和动脉缩窄，阻断局部血供给，痔块萎缩，不再出血和脱出，达到治愈或减轻症状。注射后 24 h 内静脉周围明显水肿，有急性和慢性炎细胞浸润，然后有成纤维细胞增生，黏膜下层内纤维组织增多。注射部位因有纤维组织变性，常可摸到硬结，这种硬结在 2～3 周内明显，有的在 2～4 月内仍可摸到。在痔块下部注射可使血管紧缩和阻塞，引起血栓形成，痔块缩小；纤维组织形成一纤维膜，包绕痔块，免受损伤。在痔块上部注射可阻塞痔块根部的静脉和动脉，减少静脉淤滞，痔块萎缩，并使痔块与肌肉粘连固定，不再脱出。

（1）适应证：无并发症的内痔都可用注射治疗。①第Ⅰ期内痔都适用注射治疗，可长期无症状，完全治愈。②第Ⅱ期内痔小型的效果良好，可以治愈；大型近于第Ⅲ期的效果较差，可使症状减轻，痔块缩小，不再脱出，出血停止，但可复发。③第Ⅲ期内痔只能减轻症状，短时期好转，常作为姑息疗法。④年老体弱、患有其他疾病、全身情况不好、不能耐受手术的患者，宜用注射治疗。如长期出血、严重贫血，可用注射疗法使出血停止，治愈贫血后再做手术。⑤手术后遗留的内痔适于注射治疗。

（2）禁忌证：①不能在有皮肤的部位注射，各类外痔不可用注射治疗。②长期脱出内痔的下部已有皮肤覆盖和纤维变性，不可在痔块下部或痔块内注射，以免引起肿胀、括约肌痉挛、血栓形成嵌顿和疼痛，可在痔块上部注射。③合并有肛裂、肛窦炎、直肠结肠炎、内痔有溃烂和炎症，应先将各种病变治愈后再注射治疗内痔。④内痔发作期有血栓形成，应待 3～4 周后再行注射。如痔块较小注射后防止脱出，可使肿胀加快消散。⑤经过小量多次在痔块下部注射，容易引起黏膜坏死和出血，可选择无硬变的部位注射。⑥妊娠期内痔分娩后可以好转，在妊娠后期不可用注射治疗，因可影响妊娠。如出血严重，可用少量注射止血。

（3）注射药物：现在常用的药物有5%～10%酚植物油溶液或甘油和水溶液，5%盐酸奎宁尿素溶液，5%鱼肝油酸钠溶液，2%酚和8%氯化钠溶液，4%～6%明矾甘油溶液，消痔灵等。

（4）方法：注射前排便，侧卧，患者以手牵住臀部。先以指轻轻扩张肛门，使括约肌松弛，然后将直肠镜伸入直肠，可见痔块。选择大的或出血多的痔块，准备注射，痔块表面用盐水擦净，看清齿状线。将长10 cm细针接于盛药的注射器，在齿状线上刺过痔块上方黏膜，注意不能刺入静脉内，注入少量药液。如立刻膨胀成一水肿样皮丘，黏膜内可见明显血管，表示药液已散布在黏膜下层，可继续注射，直到黏膜出现微白色为止。注射完毕后先牵出直肠镜，然后抽针，牵出直肠镜括约肌收缩，可避免由针孔出血和流出药液。如同时注射几个痔块，抽针时常有出血或流出药液，一般可自行停止，或用棉棒压迫数分钟，即可停止，再注射第2个和第3个痔块。

痔块上部注射效果较好，即在肛管直肠环平面注入稍大量的稀淡药液，使在肛管直肠环附近形成一层较厚的纤维组织，比痔块下部注射有更好阻断局部血供给作用。直肠镜伸入直肠，向外退回，再稍向上推，可见突出的痔块，在痔块上部注入较大量浓度低的药液，以免注射后痔块肿胀脱出，发生嵌顿。由于黏膜下层松弛程度不同，药物浓度不同，注入药液多少也不同。如痔块无纤维变性，黏膜松弛，使第一次注射收到更好疗效，一般可用稀淡溶液，如5%酚溶液，一处可注入1～3 mL。

痔块下部注射是将药液注入痔块突出顶部，已在上部注射治疗的痔块，再次注射不易找到松弛黏膜部位，可在下部注射。常用高浓度药液，注入量较小，如10%酚溶液0.5～1 mL。一般每次注射一个痔块，如痔块较多，一次也可注射2～3个痔块，总量可用1～2 mL，不宜过多。每隔3～5天注射1次，同一痔应间隔

7~14 天，再行注射。药液浓度越高，用量应越小，间隔时期越长。每一痔块一般注射2~4 次，可以治愈。

注射治疗应不感觉疼痛，如针刺入时感觉疼痛，表示刺入部位太低，靠近齿状线，可将针拔出，在较高部位刺入。注射时常感有肛门部坠胀，常因注入药量过多和注入过快引起，不久可以消失，有的延迟到数小时。疼痛是由于注射部位太低，药液渗到齿状线附近引起，可停止注入更多药液。脱出的痔块应先托回，然后注射。每次注射治疗后都应详细记录注射部位、药量和日期。患者不宜剧烈活动，肛门部保持清洁，8~24 h内不应排便，以免痔块脱出，如有脱出应立即托回。服缓泻药物，每日 1 次，使排便通畅。

（5）并发症：①黏膜坏死，由于注射太浅，一处注入药液过多和间隔时期太短引起，可局部热敷坐浴，坏死愈合后再注射治疗；②内痔或外痔肿胀，发生血栓形成；③黏膜下脓肿，油剂药物可发生石蜡瘤；④直肠穿孔和腹膜后脓肿。

2.胶圈套扎法

适用于痔伴发出血或脱垂者，但胶圈必须放于不敏感的区域，防止患者出现不适，通常为齿状线区域。术后应注意不要用力排便，保持排便通畅，胶圈脱落时可间断出现便血。

3.痔切除术

适用于Ⅱ、Ⅲ、Ⅳ期内痔，特别是以外痔为主的混合痔。

（1）外剥内扎法：一般在腰麻、骶麻或局麻下进行，在痔块基底部剪开皮肤，不损伤痔静脉丛，钝性分离，充分显露痔块蒂部和内括约肌下缘，蒂部用 10 号线结扎，要牢固，防止出血，最后剪除痔块。

（2）痔环切术：适用于严重环形痔或内痔伴有直肠黏膜脱垂者，缺点是术后易感染及肛门狭窄，目前不常采用。

4.PPH 方法

是使用吻合器行痔上直肠黏膜环形切除，由于切断了痔上动脉供应及通过吻合直肠黏膜，牵拉痔上移而达到治疗的目的。治疗时间短，出血少，痛苦小，恢复快，但价格较高。

参考文献

[1] 方国恩，毕建威.普外科手册 ［M］.上海：上海科学技术出版社.2014.

[2] 李卡，许瑞华，龚姝.普外科护理手册 ［M］.北京：科学出版社.2011.

[3] 李勇，臧潞，李子禹.腹腔镜胃肠手术笔记 ［M］.长沙：中南大学出版社.2015.

[4] 梁志，臧红艳，柯昌松.普外科疾病临床诊疗新进展 ［M］.西安：西安交通大学出版社.2014.

[5] 彭开勤，全卓勇.普外科重症病人围手术期处理 ［M］.武汉：华中科技大学出版社.2012.

[6] 谭永琼，谬安鹊，叶辉.图解普外科手术配合 ［M］.北京：科学出版社.2015.

[7] 徐建，胡志前.普外科医师查房手册 ［M］.北京：化学工业出版社.2016.

[8] 朱正纲.实用普外科医师手册 ［M］.上海：上海科学技术出版社.2013.

[9] 艾江，薛平.临床疾病诊治与护理 ［M］.牡丹江：黑龙江朝鲜民族出版社.2011

[10] 谷星.普外科诊疗手册与用药 ［M］.昆明：云南科技出版社.2012.

[11] 刘小明.常见护理安全隐患及干预对策手册 ［M］.长沙：湖南科学技术出版社.2013.

[12] 刘颖斌.三步法胃癌根治术手术图谱 ［M］.上海：同济大学出版社.2015.

[13] 马玉琳.实用临床基础护理学 ［M］.西安：西安交通大学出版社.2014.

[14] 孙西娥，高丽霞，逄增艳.临床常用健康教育 ［M］.青岛：中国海洋大学出版社.2015.

[15] 王德友，卞东会，赵晓东.临床普外科疾病诊治精要 ［M］.长春：吉林科学技术出版社.2014.

[16] 张晓兵.临床常见疾病的诊疗与护理 ［M］.昆明：云南科技出版社.2016.

[17] 底旺，冀宏，任素霞.普外科进修医师问答 ［M］.北京：军事医学科学出版社.2013.

[18] 韩少良，周蒙滔，李文峰.普外科知识问答 实习医师与住院医师临床手册 ［M］.杭州：浙江大学出版社.2016.

[19] 张瑞涛.现代普外科诊疗新进展 ［M］.长春：吉林科学技术出版社.2014.

[20] 种衍军.医患纠纷人民调解技巧与典型案例分析 ［M］.北京：金盾出版社.2015.

[21] 周保军，段国强，李卫泊.普外科住院医师速查 ［M］.北京：科学技术文献出版社.2015.

[22] 白纪刚.普外科常见病诊疗精要 ［M］.北京：世界图书出版公司.2013.

[23] 王海亮，陈善明，王浩.普外科与骨科 ［M］.长春：吉林科学技术出版社.2014.

[24] 徐佟.临床普通外科疾病诊断与处理 ［M］.西安：西安交通大学出版社.2014.

[25] 闫立昆.实用临床普外科疾病诊疗精要 ［M］.西安：西安交通大学出版社.2015.

[26] 杨美玲，李国宏.手术室护士分级培训指南 ［M］.南京：东南大学出版社.2016.

[27] 杨明山.现代医学英语查房 ［M］.上海：复旦大学出版社.2012.

[28] 杨泳茹.小儿手术室工作手册 ［M］.武汉：武汉大学出版社.2011.